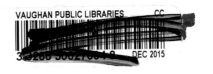

D1073256

La santé
repensée

Infographie : Johanne Lemay
Révision : Sabine Cerboni
Correction : Odile Dallaserra
Illustrations : p. 24 : Institute for Functional Medicine, © 2014
P. 79 : François Daxhelet
P. 61 : Metagenics P. 118-119 : IHM

Catalogage avant publication de Bibliothèque et Archives
nationales du Québec et Bibliothèque et Archives Canada

Brouillard, Gaétan

    La santé repensée : cessez de chercher la pilule miracle,
agissez différemment

    Comprend des références bibliographiques.

    ISBN 978-2-7619-4138-9

    1. Médecine intégrative. I. Titre.

R733.B762 2015   615.5   C2014-942844-8

REMARQUE AUX LECTEURS

08-15

© 2015, Les Éditions de l'Homme,
division du Groupe Sogides inc.,
filiale de Québecor Média inc.
(Montréal, Québec)

Tous droits réservés

Dépôt légal : 2015
Bibliothèque et Archives nationales du Québec

ISBN 978-2-7619-4138-9

DISTRIBUTEURS EXCLUSIFS :

Pour le Canada et les États-Unis :
MESSAGERIES ADP inc.*
2315, rue de la Province
Longueuil, Québec J4G 1G4
Téléphone : 450-640-1237
Télécopieur : 450-674-6237
Internet : www.messageries-adp.com
* filiale du Groupe Sogides inc.,
  filiale de Québecor Média inc.

Pour la France et les autres pays :
INTERFORUM editis
Immeuble Paryseine, 3, Allée de la Seine
94854 Ivry CEDEX
Téléphone : 33 (0) 1 49 59 11 56/91
Télécopieur : 33 (0) 1 49 59 11 33
Service commandes France Métropolitaine
Téléphone : 33 (0) 2 38 32 71 00
Télécopieur : 33 (0) 2 38 32 71 28
Internet : www.interforum.fr
Service commandes Export – DOM-TOM
Télécopieur : 33 (0) 2 38 32 78 86
Internet : www.interforum.fr
Courriel : cdes-export@interforum.fr

Pour la Suisse :
INTERFORUM editis SUISSE
Route André Piller 33A, 1762 Givisiez – Suisse
Téléphone : 41 (0) 26 460 80 60
Télécopieur : 41 (0) 26 460 80 68
Internet : www.interforumsuisse.ch
Courriel : office@interforumsuisse.ch
Distributeur : OLF S.A.
ZI. 3, Corminboeuf
Route André Piller 33A, 1762 Givisiez – Suisse
Commandes :
Téléphone : 41 (0) 26 467 53 33
Télécopieur : 41 (0) 26 467 54 66
Internet : www.olf.ch
Courriel : information@olf.ch

Pour la Belgique et le Luxembourg :
INTERFORUM BENELUX S.A.
Fond Jean-Pâques, 6
B-1348 Louvain-La-Neuve
Téléphone : 32 (0) 10 42 03 20
Télécopieur : 32 (0) 10 41 20 24
Internet : www.interforum.be
Courriel : info@interforum.be

Gouvernement du Québec – Programme de crédit
d'impôt pour l'édition de livres – Gestion SODEC –
www.sodec.gouv.qc.ca

L'Éditeur bénéficie du soutien de la Société de développement des entreprises culturelles du Québec pour
son programme d'édition.

Conseil des Arts du Canada   Canada Council for the Arts

Nous remercions le Conseil des Arts du Canada de
l'aide accordée à notre programme de publication.

Nous reconnaissons l'aide financière du gouvernement du Canada par l'entremise du Fonds du livre du
Canada pour nos activités d'édition.

DR GAÉTAN BROUILLARD

Préface de Guy Corneau

La santé repensée

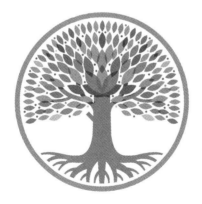

Cessez de chercher la pilule miracle,
agissez différemment

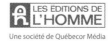

LES ÉDITIONS DE
L'HOMME

Une société de Québecor Média

« Il est plus important de connaître quel genre de personne souffre de cette maladie que de connaître la maladie de cette personne. »

Dr Hans Selye

PLAIDOYER POUR UNE SANTÉ CONSCIENTE

Depuis 35 ans, le docteur Gaétan Brouillard pratique ce que l'on pourrait appeler une «médecine intégrative», une médecine qui ne craint pas d'intégrer d'autres approches, qu'on les dise alternatives ou complémentaires. À l'instar du docteur Jean-Charles Crombez avec la méthode Echo[1] ou du cancérologue Christian Boukaram[2], Gaétan Brouillard nous parle d'une approche qui remet la personne du patient au centre du processus. Il nous parle d'une médecine qui est d'abord et avant tout à l'écoute de celui ou de celle qui souffre dans toutes les dimensions de sa vie. Après avoir minutieusement analysé l'histoire médicale du patient, il prend en considération tant ce que cet individu mange que son environnement relationnel si cela lui apparaît pertinent. Et le médecin trouve des fondements à ses hypothèses du côté de la science. Plus de 300 références scientifiques viennent appuyer ses dires.

Vous l'aurez compris, le bon docteur Brouillard pratique une médecine qui ne repose pas uniquement sur la prise de médicaments, notant au passage que 80 % des médecins prennent des suppléments alimentaires, ne serait-ce que sous la forme d'un comprimé de multivitamine par jour. Et pourtant, les pharmaciens des hôpitaux nous les déconseillent dès que l'on est en traitement. J'en sais quelque chose: on m'a demandé de proscrire, pendant mes traitements de chimiothérapie, les vitamines, les minéraux et les suppléments alimentaires que je prenais. Le docteur Brouillard nous entretient ainsi de l'influence des compagnies pharmaceutiques et de leur rôle dans la prescription des médicaments, rôle qui fait parfois naître des doutes.

En lisant ce livre, je me suis dit: « Enfin un médecin qui nous parle franchement de la santé. » Il s'adresse à nous en dehors de l'orthodoxie imposée par les compagnies pharmaceutiques. C'est rafraîchissant. Il nous dit ce qu'il en est véritablement du cholestérol, des vitamines, de nos glandes, de la méditation et de l'importance de ce qui se passe en nous, aussi bien sur le plan de la pensée que sur le plan des émotions. Mais n'ayez crainte, il ne le fait pas sur le mode de l'exhortation, il le fait sur le mode de l'invitation. Il adopte la voix du médecin qui en a vu d'autres en près de 40 ans de pratique et qui sait à quel point tout changement est difficile.

Par bien des aspects, son texte est révolutionnaire, pour les patients tout comme pour les médecins d'ailleurs. Cependant, il s'agit ici d'une révolution tranquille, une révolution qui a tout intérêt à se faire dans la lenteur tant il importe qu'elle s'intègre profondément dans nos habitudes de vie. En somme, le docteur Gaétan Brouillard nous parle de « santé consciente », il nous parle de la prise de conscience de qui nous sommes réellement et il nous incite à prendre en main le bien-être de notre véhicule physique, affectif, mental et énergétique. Bref, il nous convie à une attitude de plus en plus responsable par rapport à notre santé.

Si je voulais résumer cet ouvrage, je dirais simplement que ce docteur essaie de nous montrer sans trop nous choquer que l'environnement de soins que nous pouvons déployer autour de nous sert en définitive à réveiller notre médecin intérieur. Car, selon la formule consacrée, si c'est le médecin qui soigne, c'est le patient qui se guérit. Les mécanismes d'autoréparation et de régénérescence sont en nous. Ils appartiennent au potentiel naturel de chacune de nos cellules. Il n'en tient qu'à nous de favoriser ce potentiel pour notre plus grande santé et notre plus grande joie. Ce livre nous explique comment.

GUY CORNEAU

INTRODUCTION

Je suis médecin depuis près de 40 ans. J'ai consacré une bonne partie de ma vie à tenter de déchiffrer l'énigme de l'être humain, son évolution et sa façon d'interagir avec son environnement. J'ai toujours voulu comprendre les causes de sa souffrance et trouver des façons de la soulager. Cette quête exige de l'ouverture d'esprit, une volonté de parfaire sa connaissance de soi et celle de changer ses croyances. Mes expériences professionnelles et personnelles m'ont tôt fait voir que pour traiter efficacement un problème à la source, il fallait parfois oser s'aventurer hors des sentiers battus…

Après avoir terminé mon doctorat en médecine à l'université de Montréal en 1976, rien n'était plus stimulant à mon avis que d'aller exercer mes talents dans une salle d'urgence où la complexité des cas est à son paroxysme. L'urgence de l'hôpital Maisonneuve-Rosemont, à Montréal, était l'endroit tout désigné puisqu'elle draine une grande partie de la ville, accueillant plus de 1200 patients par semaine. Nous étions une douzaine de médecins en première ligne, recevant malades et blessés de toutes sortes. Cette expérience souvent stressante, voire exténuante, était néanmoins des plus valorisantes pour un jeune médecin. Du simple rhume à la réanimation des grands polytraumatisés, mes collègues et moi devions assurer la garde 24 heures sur 24, journée fériée ou pas. À mes débuts, j'étais affecté à trois hôpitaux simultanément, je participais régulièrement à de nombreux séminaires ou formations et j'assurais même un service à domicile dans certains cas. Je ne comptais pas les heures de travail, car ma motivation était d'être présent pour mes patients.

Même en salle d'urgence, dans le petit bureau où se faisait le tri des patients selon leurs motifs de consultation, il n'était pas rare que je pousse l'interrogation sur le pourquoi de la souffrance de l'individu qui était assis devant moi. La source et l'origine de la maladie me fascinaient tout autant que de corriger le symptôme apparent et tellement dérangeant. Après quelques mois, j'ai ouvert mon cabinet médical juste en face de l'hôpital, dans l'objectif de pouvoir identifier plus en profondeur la source des dérèglements chez ces malades que j'avais dépannés en salle d'urgence et qui n'avaient pas de médecin pour assurer leur suivi.

Au cours de ma deuxième année de pratique, j'ai dû m'aventurer un peu plus loin dans mes connaissances médicales. Une patiente que je connais très bien présentait des douleurs lombaires de plus en plus pénibles. Cette patiente dont la santé me préoccupait tant, c'était mon épouse! Après avoir tenté différentes thérapies conventionnelles, cette dernière a dû subir une excision d'un disque intervertébral, endommagé à la suite d'un accident datant de plusieurs années auparavant. Elle fut soulagée pour quelques mois, mais des douleurs au dos et à la jambe vinrent la tourmenter de nouveau. Malgré les traitements usuels de physiothérapie, de massage et une médication appropriée, cette douleur persistait.

Mon épouse avait entendu parler de traitements d'acupuncture et elle me conseilla tout bonnement d'aller suivre une formation pour valider l'efficacité de cette technique ancestrale. À cette époque, parler de médecine énergétique suscitait beaucoup de scepticisme auprès de mes collègues. Personnellement, je me disais que si l'acupuncture avait su résister au temps et qu'elle était encore utilisée avec des résultats probants, il devait bien y avoir une certaine science et sagesse à en retirer.

Ne connaissant rien de cette pratique millénaire, je me tounai vers le docteur Joseph Wong, éminent physiatre à l'Université de Toronto, ayant fait une longue formation en acupuncture en Chine. Grâce à l'Acupuncture Foundation of Canada, j'ai pu m'initier aux rudiments de cette méthode. Inutile de dire que la première à tester mes connaissances fut mon épouse. J'ai pu lui apporter un bon soulagement, sans toutefois lui fournir une guérison complète.

Par la suite, j'ai eu recours à l'acupuncture pour soulager certains patients aux prises avec des douleurs que la médecine occidentale ne parvenait pas à apaiser. Il faut dire qu'à l'époque, les anti-inflammatoires non stéroïdiens (à part l'aspirine) n'étaient pas encore au menu des prescriptions. Ce fut le début de découvertes fascinantes sur les thérapies énergétiques. Certains confrères se sont mis à me référer des patients qu'ils ne parvenaient pas à traiter. À leur grande surprise, plusieurs de ces consultations se soldaient par un soulagement et même des guérisons grâce à l'acupuncture, et ce, sans effets secondaires!

Un autre déclic s'est produit lors d'un atelier au cours duquel j'ai pu assister à une guérison « spectaculaire ». Durant la pause, un confrère était crispé de douleur et peinait à respirer et à bouger. Un médecin participant l'interrogea sur ses symptômes. Il l'invita à s'allonger sur une table d'examen et, en un tournemain, lui fit quelques mobilisations. Comme par miracle, deux minutes plus tard, notre ami bougeait allègrement, se demandant bien ce qui s'était passé. J'ai voulu en savoir davantage sur cette prodigieuse technique.

Dans les mois qui suivirent, je me suis inscrit à une formation aux techniques de mobilisation, de manipulation et d'injection des docteurs James Cyriax (l'orthopédiste qui traitait alors la reine d'Angleterre) et Robert Maigne, rhumatologue et ostéopathe. Puis en Californie, j'ai suivi une formation avec le docteur Janet Travell, spécialiste internationale des problèmes myofasciaux. Fort de ces nouvelles connaissances, j'ai pu traiter par la suite les douleurs musculaires et vertébrales chroniques grâce à la prolothérapie. Cette méthode se pratique au moyen d'injections comprenant un anesthésique et du dextrosé (eau sucrée) à 15 %. La prolothérapie a définitivement enrayé les douleurs chroniques de mon épouse. Dans les années qui suivirent, j'ai raffiné mes techniques en suivant aux États-Unis des formations en ostéopathie et en chiropraxie avec les docteurs Goodheart et Leaf. Autant au bureau qu'en salle d'urgence, ces nouvelles avenues thérapeutiques m'ont permis de soulager rapidement douleur, céphalées, entorses, etc. Je crois donc profondément à leur apport à la médecine.

Puis de nouveaux défis se sont présentés après la naissance de mon fils, Simon. Bambin plein de vitalité jusqu'à 18 mois, il a par la suite commencé à souffrir de nombreuses grippes et surtout d'otites à répétition. Pour soigner celles-ci, les antibiotiques s'avéraient inefficaces. Les tympans de Simon étaient devenus rouges et enflés, ce qui était très souffrant pour lui. Lorsque Simon a eu 3 ans, une tympanoplastie (réparation d'une déchirure au tympan) s'est avérée nécessaire. On a aussi dû insérer des tubes au travers des tympans pour en évacuer le liquide. Mais même cela n'était pas suffisant, les otites perduraient. Le chef du département de pédiatrie m'a donc suggéré de lui donner des antibiotiques pour les 9 mois suivants. Après seulement 3 mois, je constatais que Simon n'était plus le gamin enjoué que je connaissais. J'ai donc décidé de cesser la prise d'antibiotiques. En dernier recours, le pédiatre a suggéré des injections mensuelles d'immunoglobulines, des protéines qui renforcent le système immunitaire. Après trois séances, je ne reconnaissais plus Simon, son visage était éteint, ses yeux étaient cernés et le vrai problème, lui, n'était toujours pas cerné !

À bout de ressources, j'ai décidé de m'aventurer hors des sentiers traditionnels de la médecine. En plus de recourir à l'acupuncture, ce qui a apporté un certain soulagement à mon fils, j'ai consulté un ami naturopathe. Sans même rencontrer Simon, celui-ci m'a tout de suite sommé de retirer tout produit laitier de son alimentation : lait, fromage, crème glacée… même le yogourt ! Il m'a conseillé un liquide à base d'herbes pour soigner ses oreilles ainsi que de l'huile d'ail. De l'huile d'ail ? Je savais que l'ail était un aliment qui repoussait les infections en général, alors j'ai tenté le pari. J'ai appris à faire ma propre huile d'ail. Il suffisait de déposer une gousse d'ail hachée finement dans 10 ml d'huile d'olive et de laisser macérer le tout pendant 24 heures à la température ambiante, idéalement sur le rebord d'une fenêtre au soleil. Une fois légèrement filtrée, 2 gouttes de cette mixture étaient déposées dans le conduit externe de l'oreille infectée, deux fois par jour. À cela s'ajoutait une dose de vitamine D_3, environ 5000 unités par jour, pour deux semaines. Cette recette toute simple a complètement réglé le problème à sa source. Puis dans les années subséquentes, j'ai eu recours aux probiotiques pour regénérer la flore intestinale de Simon, partiellement détruite par l'usage intempestif d'antibiotiques.

Par la force des choses, je suis devenu «expert en otite». La grande majorité de mes jeunes patients obtenaient une guérison complète avec la solution naturelle que j'avais testée sur mon propre fils. Aujourd'hui, je réalise encore davantage à quel point notre environnement influence grandement notre état de santé. Nous savons à l'heure actuelle que la majorité des cas d'otite trouvent leur origine dans une intolérance alimentaire ou font suite à une infection virale pour laquelle les antibiotiques n'ont pas d'effet.

Outre la dimension environnementale des malaises physiques, je me suis toujours intéressé à leur dimension psychologique sous-jacente. Depuis que les prêtres du collège André-Grasset m'avaient enseigné, à l'âge de 13 ans, le vieil adage «un esprit sain dans un corps sain», celui-ci s'était inscrit profondément en moi. J'ignorais à l'époque combien cette expression serait pertinente dans ma pratique de la médecine. Plus j'avancerai dans ma démarche thérapeutique, plus je découvrirai à quel point les facteurs émotionnels et environnementaux, générateurs de stress, sont souvent à l'origine de la maladie.

De nombreux voyages en Asie, que ce soit en Thaïlande, au Népal, en Inde et au Tibet, m'ont aussi sensibilisé à une dimension spirituelle plus vaste et m'ont permis de découvrir les bienfaits de la méditation, auxquels je crois profondément, entre autres comme outil de gestion du stress.

Le but de ce livre n'est pas de fournir de longues explications sur l'acu-puncture, les approches énergétiques, la naturopathie ou l'alimentation. Il s'agit plutôt de réaliser que nos meilleurs alliés en santé se retrouvent sou-vent dans des éléments simples, proches de la nature, dans des petits gestes du quotidien et dans des techniques qui ont fait leur preuve au fil des âges. Sans rejeter l'apport précieux des médicaments, il importe de concentrer nos énergies à trouver des moyens concrets pour vivre mieux, à plus long terme. Dans ce livre, j'ai voulu mettre en évidence certaines pistes de solution qui se sont montrées efficaces dans ma pratique.

UNE MÉDECINE POUR LA PERSONNE, ET NON POUR LA MALADIE

Cet ouvrage propose un regard différent sur la santé. Il vise à rassembler diverses cultures et pensées, occidentales et orientales, d'hier et d'aujourd'hui, dans l'optique d'une meilleure compréhension de l'humain. Nous tenterons ici d'embrasser l'idée qu'il n'y a qu'une seule médecine dont les divers aspects sont complémentaires. On ne parlera pas de médecines parallèles (qui ne pour-raient jamais se rejoindre par définition), pas plus que de médecines «alterna-tives» (souvent perçues comme secondaires et de moindre qualité), mais seulement de médecines à intégrer pour leur sagesse respective. Une médecine pour la personne et non pour la maladie.

Une partie de la science commence à redécouvrir et à prouver ce que les anciens mythes ont toujours prétendu : le corps et l'esprit ne sont pas disso-ciés ; ils forment plutôt une unité interagissant dans un univers d'énergie. Les recherches dans le domaine des médecines complémentaires et intégra-tives sont suffisamment de qualité actuellement pour indiquer qu'un nou-veau paradigme se doit d'émerger sur le plan de notre médecine moderne, soit une approche personnalisée de l'individu dans son environnement. Le concept d'environnement est ici perçu dans son sens large : il renvoie autant à l'environnement biologique, matériel, qu'à l'environnement psychologique ou social dans lequel évolue une personne.

Les avancées en chimie des nutriments nous apportent de plus en plus de preuves du rôle des suppléments, en particulier les oméga-3 et la vita-mine D, dans la prévention de certaines maladies chroniques, par exemple. Les perturbations psychosomatiques générées par le stress chronique sont de plus en plus étudiées et clarifiées. L'acupuncture, par des mécanismes énergétiques encore méconnus de la médecine moderne, ne cesse de nous étonner par sa capacité à traiter plusieurs maladies.

En outre, nous possédons maintenant de nouveaux outils diagnostiques pour explorer les mécanismes de la conscience. Par exemple, seulement dans le domaine de la « pleine conscience » (*mindfulness*), une approche méditative qui consiste entre autres à ramener son esprit à l'instant présent et à examiner les sensations qui le traversent sans les juger, la littérature scientifique est passée de 10 publications en 1990 à plus de 550 études en 2013. Il en est de même pour d'autres techniques : visualisation, imagination, méditation, etc.[1-12] La recherche dans ces domaines est exponentielle.

Plusieurs d'entre nous sont de plus en plus curieux et ouverts face à ces nouvelles approches et veulent participer plus activement au maintien de leur santé.

En tant que médecin investigateur, j'ai toujours été à l'affût de thérapies simples ayant fait leurs preuves à long terme et qui présentaient peu d'effets secondaires. Cette recherche puise à la fois dans les cultures orientale et occidentale puisque ni l'une ni l'autre ne possède une vision complète de la nature humaine. La première, par sa subjectivité souvent floue, manque de discernement, et la seconde, par son scepticisme et ses méthodes trop analytiques, tombe dans des interprétations qui oublient de regarder le tableau dans son ensemble. L'une ne tient pas compte des détails et l'autre, de la globalité. Aucune ne l'emporte sur l'autre ; elles sont simplement différentes.

Ces deux courants sont cependant animés du même souffle, d'une même quête, celle de l'exploration. Tous les deux, chacun dans leur direction, ont navigué pour connaître et découvrir ultimement ce joyau, déchiffrer cette énigme qu'est l'homme.

On n'y échappe pas, l'est rencontrera toujours l'ouest, c'est inscrit dans la trajectoire du Soleil. Je tenterai dans ce livre d'unir du mieux possible ces courants différents, un peu à l'image de nos deux hémisphères cérébraux, chacun ayant sa vision, son fonctionnement et son rôle distinctifs, tout en étant complémentaires.

LA QUÊTE DE LA PILULE MIRACLE

La médecine occidentale est encore récente (moins de deux cents ans) alors que l'homme existe depuis des millions d'années. Nous devons réaliser que notre science ne détient pas toujours l'ultime vérité, mais plutôt des vérités partielles et relatives à une époque donnée.

Auparavant, l'homme avait ses guérisseurs. Qu'on les appelle chamans, prêtres ou grands sorciers, ils avaient cette qualité de voir l'homme dans son entièreté et comme faisant partie de son environnement. Les médecines ancestrales s'exerçaient dans une vision holistique de l'humain. La médecine tibétaine, par exemple, a toujours visé le maintien d'un juste équilibre entre les trois humeurs psychophysiologiques en tenant compte de la personnalité, de la saison, de l'âge, du régime alimentaire, du mode de vie et de l'environnement physique du malade.

En 1929, Alexander Fleming, biochimiste écossais, découvrit la présence d'un champignon microscopique qui allait bouleverser ses recherches… et la science. De retour de vacances, il constata que des boîtes de culture microbienne qui traînaient dans son laboratoire avaient produit un halo dans ses colonies de staphylocoques, ces microbes qui infectent les humains. Il en identifia la cause : une contamination générée par une moisissure, issue du hasard, empêchait la prolifération des bactéries. Il appela cette moisissure *penicillium*. À ce moment, ni le corps médical ni la pharmaceutique ne s'intéressèrent à la découverte de la pénicilline. On misait davantage alors sur les antiseptiques cutanés à base de sulfamides pour guérir les plaies, mais souvent avec des résultats décevants. Il est ahurissant de constater que, malgré la preuve de l'efficacité de ce remède anti-infectieux, la communauté médicale britannique ne reconnut officiellement sa validité que 10 ans après avoir découvert ses étonnants bienfaits, au moment de l'éclatement de la Deuxième Guerre mondiale.

Dès lors, ce fut toute une révolution. La science avait enfin découvert un médicament pouvant anéantir ces bactéries qui tuaient tant de gens. Un médicament miracle était né !

À partir de ce moment, la quête du produit miracle s'est amorcée. Un produit pour traiter chaque maladie décelée semblait être l'aboutissement rêvé contre tous les maux de l'humanité. Comme si un médicament nouveau pouvait faire disparaître chacune des maladies nouvelles que l'on découvrait.

Mais, à l'heure actuelle, pouvons-nous réellement penser guérir une infection bactérienne de la même manière que nous pourrions soigner un diabète, une maladie cardiaque ou toute autre maladie chronique ? Des désordres biochimiques complexes et provenant souvent de notre environnement ne peuvent être traités de façon aussi simple que par la prise d'un médicament. C'est pourtant ce que nous recherchons. Nous souhaitons enrayer un symptôme rapidement, sans égard aux méfaits pernicieux qui pourraient survenir à d'autres niveaux. Au lieu d'en identifier la cause et de régler le problème à sa source, il est plus facile et rapide de masquer le symptôme.

Les Canadiens dépensent annuellement plus de 34 milliards de dollars en médicaments, ce qui représente près de 500 millions d'ordonnances! Les statistiques canadiennes démontrent que les personnes âgées reçoivent en moyenne 75 ordonnances par an. Cela nous en dit long sur la santé de nos aînés et finit par compromettre aussi la santé financière du pays. La France, quant à elle, demeure l'un des premiers consommateurs européens de médicaments, malgré une tendance à la baisse observée en 2012.

La médication, dans la grande majorité des cas, n'offre qu'un soulagement temporaire et ne permet que rarement de s'attaquer à la source réelle des problèmes. Par conséquent, la majorité des dépenses en médicaments ne sont dévolues qu'à un processus de contrôle et d'entretien, sans optique de guérison.

À tout cela il faut ajouter les effets secondaires qui créent d'autres problèmes de santé appelés les « maladies médicamenteuses ». Ces dernières prennent malheureusement une place de plus en plus importante dans notre système de santé. Il n'est pas rare de donner un deuxième médicament – et même un troisième – pour enrayer les effets secondaires dommageables d'un seul médicament. Lors de la prise de plusieurs médicaments, beaucoup d'interactions sont en jeu sans que nous en connaissions tous les effets pervers.

Souvent, la médication est prise pour des périodes beaucoup plus longues que ce qui a été testé formellement par les compagnies pharmaceutiques. Par exemple, il n'est pas rare de prescrire pour des années une médication qui soulage les dérangements gastriques en abaissant le pH au lieu de corriger le problème à la source. Une telle pratique va inhiber sournoisement l'assimilation de plusieurs vitamines et minéraux dont l'organisme a tant besoin et altérer à son tour l'équilibre normal de la flore bactérienne. Les dommages collatéraux sont considérables et surviennent souvent à notre insu. Ces effets secondaires insoupçonnés créeront par le fait même des maladies iatrogéniques, c'est-à-dire résultant d'un traitement médical.

Nous connaissons encore trop peu les interactions entre deux médicaments et encore moins lorsque le cocktail se compose de trois médicaments ou plus…

Mon expérience en salle d'urgence m'a appris que la moitié des personnes âgées qui venaient me consulter n'éprouvaient qu'un problème de surmédication avec des effets malencontreux. Lorsqu'on faisait simplement le « ménage » de leurs médicaments, plusieurs d'entre elles pouvaient retourner à la maison en meilleure condition.

Apporter un traitement précis à un symptôme, c'est ne voir qu'une partie du problème, la pointe de l'iceberg. Le symptôme n'est que la manifestation physique ou émotionnelle d'un désordre plus sérieux, encore non apparent.

L'être humain est beaucoup plus complexe qu'un symptôme. Mais nous optons pour le raccourci, car identifier et corriger la source du problème nous demandent de faire un effort, de nous responsabiliser et de changer certains comportements ou fausses croyances.

Il n'y a pas et il n'y aura jamais de solutions et de recettes toutes faites pour tous. Nous sommes uniques, avec nos expériences, nos ressentis, notre génétique, et le traitement choisi doit en tenir compte. Il existe une pléthore de médecines émergentes qui veulent nous aider à régler nos problèmes ; malheureusement, elles ne peuvent pas à elles seules nous secourir puisque le remède miracle n'existe pas.

L'homme, en raison de sa composition corps, cœur et esprit, est une entité complexe. Il arrive que les dimensions environnementales, émotionnelles et mentales soient les réels maîtres d'œuvre de son état de santé optimal ou d'un dérèglement maladif. C'est ce que j'ai pu constater régulièrement au cours de mes années de consultation.

UNE RÉVOLUTION QUI NOUS CONCERNE INDIVIDUELLEMENT

« Les personnes ayant de saines habitudes alimentaires et de vie survivent plus longtemps et contracteront des maladies plus tardivement dans leur existence[13]. »

Trente-cinq années se sont écoulées depuis cette affirmation parue dans le *New England Journal of Medicine*. Depuis ce temps, les maladies cardiovasculaires, le diabète et les cancers ne cessent de progresser. En Occident, l'espérance de vie stagne depuis quelques années… Pire, il se pourrait bien que pour la première fois dans l'histoire de la médecine moderne, elle commence à décroître. Mauvaise gestion du style de vie, stress, nourriture transformée et environnement contaminé font partie du problème. Si nous ne prenons pas un virage radical vers la prévention et de saines habitudes de vie, nous risquons de prendre un coup de vieux.

Notre façon de gérer la santé nous implique directement, individuellement. Nous devons nous responsabiliser davantage quant à notre bien-être physique et mental et nous investir dans des objectifs santé simples et à notre portée. Autrement dit, nous ne pouvons plus exiger la pilule miracle qui gère le symptôme sans résoudre le problème à sa source, le laissant poursuivre ses ravages silencieusement.

Trop souvent, nous ne nous préoccupons de notre santé que le jour où nous tombons malades. Certes, notre état de santé avait commencé à décliner des mois auparavant, sinon des années. Aurions-nous pu reconnaître un verre quasi plein avant qu'une goutte de trop ne le fasse déborder ?

Nous avons un rôle de premier plan à jouer dans cette nouvelle façon de voir la santé, qui va bien au-delà de l'absence de maladie.

DES CONSTATS PARFOIS SURPRENANTS

Mes propos s'appuient sur les constats que j'ai pu faire en salle d'urgence, puis dans mon cabinet de consultation. À cela s'ajoutent des notions acquises lors de nombreuses formations suivies en Amérique du Nord et en Europe. Certains propos s'appuient sur des avancées scientifiques, d'autres sur des observations empiriques ; je me permets aussi d'en avancer d'autres qui reposent davantage sur mon intuition personnelle.

Certaines situations décrites dans ce livre vous surprendront, mais je tiens à préciser que ces histoires de cas parfois insolites ne sont pas nécessairement le reflet de la majorité des cas rencontrés en cabinet médical. Je me suis permis d'utiliser certains exemples de consultations hors du commun pour montrer à quel point l'intuition et l'attention peuvent apporter un éclairage particulier devant un cas jugé habituel. Je voulais démontrer par le fait même que l'habituel côtoie souvent l'inhabituel et fait de chaque rencontre a priori *ordinaire* un événement *extraordinaire* dans son déroulement.

En somme, ce livre renferme une multitude de sujets qui amèneront une réflexion, mais qui pourront susciter parfois des divergences d'opinions. Cela est en quelque sorte souhaitable, puisqu'il serait vain d'écrire et d'énoncer ce qui est déjà reconnu et admis par tous. C'est un livre hybride qui transmettra à la fois des idées novatrices, une nouvelle philosophie de la santé, tout en offrant des conseils qui peuvent s'appliquer dès aujourd'hui à la vie quotidienne.

J'espère que ces enseignements, si vous vous permettez de les accueillir, provoqueront en vous de l'enthousiasme et une plus grande lucidité dans votre quête de santé. Mon souhait le plus cher est que ce livre puisse contribuer à une vision renouvelée de la santé honorant la grandeur et l'unicité de chaque être humain. Vaste programme, j'en conviens ! Je l'ai écrit avec un cœur ouvert et j'espère que vous le lirez avec un esprit ouvert. Voilà le défi que je vous propose.

CHAPITRE 1

OUVRIR L'ŒIL ET TENDRE L'OREILLE

J'ai toujours été fasciné par les histoires anciennes, ces contes qu'on dit appartenir au passé, mais qui sont encore tellement actuels quand il s'agit d'en extraire la sagesse. Vous connaissez peut-être l'histoire de Bodhidharma, ce moine indien, barbu et hirsute, aux grands yeux surmontés de sourcils grisonnants, qui a vécu au VIe siècle. Il fut célèbre pour avoir introduit le bouddhisme en Chine. Après avoir parcouru l'Inde, ce grand patriarche se rendit jusqu'en Chine et s'installa dans la région du Chan, où vivait un savant dont la réputation et la science avaient séduit tous les habitants de cette partie de la Chine et même au-delà… Son savoir, si vaste qu'on le qualifiait d'illimité, s'étendait à tous les domaines scientifiques et philosophiques. Sans hésitation, il pouvait discourir longuement sur les sujets les plus variés ou fournir une réponse à toutes les questions.

Bodhidharma avait élu domicile près du palais chinois où il offrait humblement son aide aux gens désireux d'en apprendre un peu plus sur eux-mêmes. Sa réputation de grand sage et d'érudit se propagea et vint jusqu'aux oreilles de l'éminent savant chinois, devenu gouverneur de la région. Celui-ci voulait à tout prix rencontrer cet Indien étrange qui détenait un savoir mystérieux ou du moins inconnu de lui. Il voulait en connaître davantage sur cet homme et manifestement le confronter dans son savoir. Il lui fit donc transmettre une invitation à venir lui rendre visite au palais.

Bodhidharma arriva chez son hôte après l'avoir laissé patienter plusieurs jours. Aussitôt les salutations d'usage terminées, il lui fit remarquer que c'était l'heure du thé et que cette coutume était très respectée dans son pays.

Le gouverneur acquiesça à sa demande. Les serviteurs apportèrent donc une fine théière ainsi que des feuilles de thé de grande valeur.

Après trois minutes de silence, dans le plus grand des recueillements, Bodhidharma commença à verser le thé lentement, très lentement, dans la première tasse. Lorsque celle-ci fut presque pleine, il remonta délicatement la théière et la dirigea vers la seconde tasse. Lentement et avec assurance, il se mit à servir de nouveau le thé avec cérémonie. La tasse était presque remplie, mais voilà qu'à la surprise de tous, il continua à verser. La tasse débordait maintenant, et il demeurait imperturbable… Le précieux liquide se répandait sur la table et Bodhidharma poursuivait son geste.

Le gouverneur, à la fois intrigué et outré, lui demanda : « Comment pouvez-vous gaspiller autant de bon thé, vous qui avez une réputation d'homme sage ? » L'étranger s'arrêta doucement de verser, posa un regard sincère sur son hôte et répliqua : « Ce nectar qui se renverse et se perd est comme un enseignement inestimable qu'on aurait gaspillé. Comment peux-tu recevoir de précieuses connaissances si ta tête est déjà pleine de ton savoir ? »

Ahuri, le gouverneur, aussi instruit qu'il était, s'arrêta de parler et, pensif pendant un long moment, se mit à écouter plutôt que simplement entendre. Écouter plutôt que valider. Écouter plutôt que critiquer. Il était soudainement devenu ouvert et prêt à recevoir un enseignement utile et différent.

L'ARROGANCE SCIENTIFIQUE

Il est facile et naturel dans le domaine scientifique d'apprendre, de se remplir de connaissances jusqu'à prétendre connaître presque tout. En 1900, lors de la conférence de la British Association for the Advancement of Science (maintenant la British Science Association), Lord Kelvin, brillant physicien et chimiste britannique, reconnu pour ses travaux en thermodynamique (le zéro absolu, l'effet papillon…), avait rassemblé les plus grands savants de l'époque pour fêter l'arrivée du xxe siècle et faire une mise au point sur l'avancement de la science. De tous les coins de la planète, les plus érudits avaient disserté pendant des semaines. Étonné de constater à quel point la science avait progressé depuis les dernières décennies, Lord Kelvin s'exclama dans un élan d'enthousiasme devant tous ses confrères : « Il n'y a plus rien à découvrir en science physique maintenant, tout ce qu'il reste à faire est d'apporter des mesures plus précises. »

Nous réalisons aujourd'hui à quel point cette affirmation était quelque peu hâtive, pour ne pas dire prétentieuse. Plus la connaissance s'approfondit, dans quelque domaine que ce soit, plus on réalise son ignorance. Autrement dit, plus on apprend, plus on en a à apprendre.

Tout comme l'avait enseigné Bodhidharma au gouverneur, nous devons rester pleinement ouverts et réceptifs aux découvertes et aux connaissances qui ne cessent de s'accroître, tout en y intégrant la sagesse du passé. Ne pas tenir compte des valeurs ancestrales, sous prétexte de suivre la mode, est un piège dangereux. Depuis des millénaires, l'homme a intuitivement perçu des vérités inaltérables qui sont du domaine scientifique même s'il ne pouvait en définir le mécanisme faute d'outils technologiques appropriés. D'ailleurs, l'intuition a souvent eu préséance sur l'évidence scientifique. Einstein en est un exemple. Il lui a fallu des années de recherche et de calcul pour prouver la loi de la relativité, qu'il avait pressentie des années auparavant.

POUR APPRENDRE, IL FAUT ÊTRE RÉCEPTIF

Il est aisé, le jour où la connaissance nous remplit un peu plus, de s'asseoir satisfait. Telle une huître, nous nous fermons à l'océan des réalités qui nous entourent et notre carapace nous préserve de tout ce qui pourrait ébranler nos certitudes. Pourtant, il y a peu de vérités absolues. La vie se construit au fur et à mesure que se démantèlent nos certitudes.

Nous questionner sur nos croyances nous permet de nous ouvrir à de nouvelles idées qui pourront faire une différence positive dans notre vie. Un changement véritable ne peut prendre place qu'à la condition de changer les croyances qui conditionnent notre comportement. L'histoire même de la planète est assujettie aux croyances des gens et des peuples qui la façonnent, car en fin de compte les croyances finissent – hélas! – par devenir des faits!

L'évolution nous indique que rien ne sera permanent, ni maintenant ni demain. La seule chose qui ne changera jamais est le changement. Ce qui est vrai aujourd'hui risque de devenir faux demain. La médecine du siècle dernier a commis des méprises et nous pourrons en dire autant dans 50 ans lorsque nous critiquerons la médecine et la technologie actuelles. Si nous regardons de près l'évolution de la médecine, il est facile de constater que la science a malheureusement rejeté beaucoup des principes de sagesse ancestraux. La science a pris toute la place, dépouillant l'homme de son savoir inné. Pourtant, la médecine se doit d'être avant tout un art au service de l'individu et non de la science.

LA MÉDECINE DES 4 P

La médecine, telle que je la conçois aujourd'hui, doit tenir compte de toutes les facettes de la réalité d'un individu. L'homme n'est pas simplement la somme des différents organes qui le composent. Sa nature complexe et multiforme se présente dans une infinie variété de nuances, et la façon de l'étudier ou de l'aborder doit aussi être nuancée. À ce sujet, le réputé docteur William Osler, un Canadien considéré comme le père de la médecine moderne, a déjà dit : «Si ce n'était de la très grande variabilité entre les individus, la médecine aurait pu être simplement une science et non un art.»

Ultimement, la médecine doit tendre de plus en plus vers ce que plusieurs experts appellent dorénavant la médecine des 4 P :

- **préventive** : axée sur le maintien de la santé plutôt que sur le traitement de la maladie ;
- **personnalisée** : axée sur l'individu plutôt que sur ses symptômes ;
- **participative** : basée sur un véritable partenariat de confiance entre le patient et le médecin ;
- **prédictive** : basée sur des résultats prévisibles, comme la science l'exige.

Ces 4 P font partie intégrante d'une approche que l'on appelle la «médecine fonctionnelle». La médecine fonctionnelle s'appuie sur la biologie. C'est une médecine claire, accessible, pratique et intéressante pour tout médecin à l'esprit ouvert. Elle s'intéresse non pas à la maladie directement, mais aux causes de dysfonctionnement des organes et aux altérations biochimiques qui en découlent. Plus qu'une médecine intégrative, elle exige une approche dynamique pour prévenir et traiter les troubles chroniques si complexes dont souffre une grande partie de la population. Ces troubles sont le résultat d'une interaction entre l'environnement, le mode de vie et la prédisposition génétique. Vu sous cette perspective, l'individu est l'aboutissement unique et complexe d'un amalgame d'influences externes et internes qui le maintiennent en santé ou déclenchent la maladie[1].

La médecine fonctionnelle s'adresse d'abord au patient dans toutes ses dimensions. Allant directement à la source, elle remonte à contre-courant pour refaire l'histoire de l'individu, connaître son environnement et tenter d'éliminer les causes du malaise plutôt que de traiter les symptômes. Le diagnostic n'est pas évincé, mais l'accent est mis sur la compréhension des processus qui ont généré la maladie. Elle s'intéresse donc avant tout à l'individualité biochimique de chaque être humain.

Les principes généraux de la médecine fonctionnelle (tels que proposés par l'Institute for Functional Medicine) sont les suivants :

- Favoriser une approche centrée sur l'individu plutôt que sur la maladie.
- Contribuer à l'équilibre corps, mental et esprit.
- Se familiariser avec les interconnexions physiologiques.
- Promouvoir l'idée que la santé est plus qu'une absence de maladie.
- Intégrer les meilleures pratiques médicales incluant la prévention, l'utilisation de médicaments, de plantes, de suppléments et différentes techniques de gestion du stress.
- Prévoir une « réserve santé pour les organes et le corps » pour assurer une santé optimale jusqu'à un âge avancé. L'athlète qui s'entraîne va récupérer plus rapidement et plus efficacement à la suite d'une blessure. Ainsi, la médecine préventive vise à ce que le corps humain atteigne un état qui soit supérieur à la moyenne, tant du point de vue qualitatif que quantitatif (par exemple en ce qui concerne le pourcentage de muscle, de graisse et d'eau).

Le schéma reproduit à la page 24 permet d'illustrer cette approche.

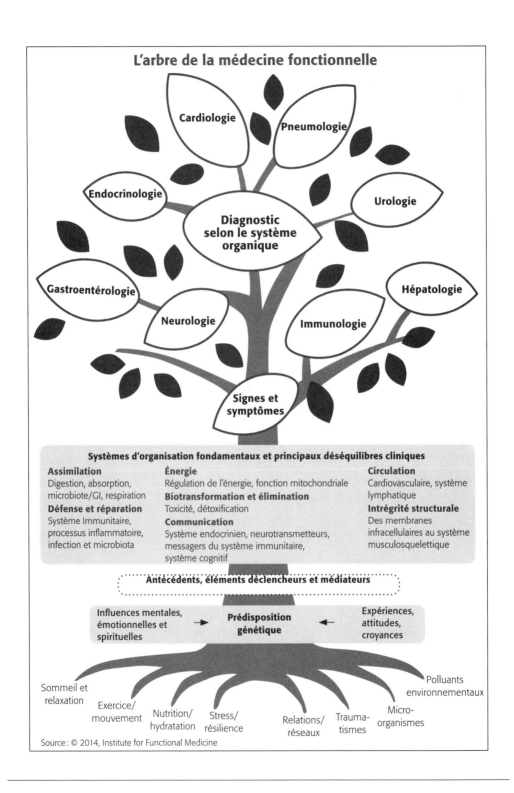

L'arbre de la médecine fonctionnelle

Cardiologie

Pneumologie

Endocrinologie

Urologie

Diagnostic selon le système organique

Gastroentérologie

Hépatologie

Neurologie

Immunologie

Signes et symptômes

Systèmes d'organisation fondamentaux et principaux déséquilibres cliniques

Assimilation
Digestion, absorption, microbiote/GI, respiration

Défense et réparation
Système Immunitaire, processus inflammatoire, infection et microbiota

Énergie
Régulation de l'énergie, fonction mitochondriale

Biotransformation et élimination
Toxicité, détoxification

Communication
Système endocrinien, neurotransmetteurs, messagers du système immunitaire, système cognitif

Circulation
Cardiovasculaire, système lymphatique

Intrégrité structurale
Des membranes infracellulaires au système musculosquelettique

Antécédents, éléments déclencheurs et médiateurs

Influences mentales, émotionnelles et spirituelles → **Prédisposition génétique** ← Expériences, attitudes, croyances

Sommeil et relaxation

Exercice/ mouvement

Nutrition/ hydratation

Stress/ résilience

Relations/ réseaux

Trauma- tismes

Micro- organismes

Polluants environnementaux

Source: © 2014, Institute for Functional Medicine

Nous pourrions nous poser la question suivante : « En traitant les feuilles uniquement, peut-on assurer la santé de l'arbre ? » N'arroser que le feuillage donne-t-il de la vitalité à l'arbre ? Bien sûr que non. Pour favoriser la pleine santé de l'arbre, il faut aller à la source, à la terre elle-même. On doit s'occuper de cette terre pour qu'elle soit de qualité et qu'elle reçoive toute l'eau et tous les nutriments nécessaires pour le bon maintien de l'arbre. Comme on peut le constater, la médecine fonctionnelle est partie prenante des racines qui composent l'être humain. Elle s'attarde au style de vie, à l'environnement, aux prédispositions génétiques, aux facteurs émotionnels et aux croyances qui pourront perturber l'organisme et qui se manifesteront ultimement par des symptômes que traitent les diverses spécialisations en médecine.

L'ART DE LA GUÉRISON DÉBUTE PAR UNE ÉCOUTE ATTENTIVE

Dans cette approche, l'écoute attentive est la clé d'un partenariat réussi entre le médecin et son patient. Généralement, l'un n'écoute pas vraiment l'autre, surtout lorsque le malade se plaint d'un malaise chronique. Prenons l'exemple de cette dame âgée qui a consulté plusieurs médecins pour une douleur à la hanche après avoir été opérée quatre mois auparavant. Les radiographies sont « superbes », lui répond-on… Le travail de chirurgie a été bien fait. Pourtant, la patiente se plaint encore de douleurs à la hanche et au dos. Au-delà des bilans radiologiques normaux, c'est une personne souffrante et non une radiographie qui se trouve dans le bureau de consultation. Ce n'est qu'après avoir écouté et examiné attentivement cette dernière que l'on découvre une lésion expansive au niveau de la région dorsale inférieure et dont la douleur irradie dans la hanche.

Pour être présent à l'autre et établir une communication véritable, il faut être prêt à écouter au risque de se faire poser des questions qui pourraient être déconcertantes, ou même de réviser un traitement qui n'a pas eu l'effet escompté. Le patient éprouve souvent des peurs et des angoisses. L'écoute, c'est ce qu'il espère recevoir d'abord et avant tout. Les médecins ont été formés pour traiter la maladie, ses signes et ses symptômes, mais ils n'ont aucun savoir sur la personne qui se trouve devant eux lors de la première entrevue. Il est difficile d'apaiser ses craintes et de clarifier des questions auxquelles la médecine n'a pas toujours de réponse.

Combien de fois ai-je vu des personnes aller de thérapeute en médecin pour exposer leurs symptômes de fatigue chronique ? Pourtant, leur bilan sanguin complet était toujours normal. Que se cachait-il sous cette fatigue toujours présente ? Qui était prêt à entendre le désespoir derrière le malaise ?

La rencontre avec un médecin est souvent un moment stressant pour le patient, qui en oublie souvent de poser les questions qui le taraudent. Comme ce comportement est fréquent, je demande aux patients de préparer leurs questions avant de me rencontrer et je me permets d'ajouter à la fin de l'entrevue : « Y a-t-il des questions que nous avons oubliées ? Y a-t-il un autre sujet dont vous vouliez me parler ? » Souvent, le véritable nœud du problème se manifestera lors de ces échanges plus libres.

POUR APPRENDRE, IL FAUT ÉCOUTER

L'écoute est une chose difficile qu'il faut vraiment bien cerner et comprendre ; elle nous demande d'être complètement dans l'instant présent. On pourrait même affirmer que, en règle générale, nous n'écoutons jamais l'autre ! Et je m'inclus dans ce triste constat. Nous sommes trop souvent dans notre tête et dans nos jugements sur ce que l'autre est en train de nous dire. Pendant qu'il parle, nous l'entendons, mais nous le percevons à travers le filtre de nos pensées. Nous collons des étiquettes sur son apparence, sur son comportement, sur sa façon de parler. Pire, s'il nous est connu, nous ne l'écoutons plus, car nous savons déjà tout de lui ! Peu importe ce qu'il dira, nous savons quelle est la cause de son problème. Nous sommes pris dans le piège du connu. Le bruit de notre mental fait constamment irruption dans cette petite boîte crânienne au sommet de notre corps, empêchant toute écoute véritable. Dès cet instant, l'autre n'aura plus aucun espace pour se montrer différent ou sous un jour nouveau. Un tel comportement inconscient empêchera toute solution nouvelle d'émerger.

« Ah, oui, on le connaît bien, Jacques, il est comme ci, comme ça. » Eh bien, une telle attitude fera en sorte que Jacques, inconsciemment, sera toujours comme nous le décrivons, il sera fidèle à l'image que nous avons de lui, à cette perception que nous en avons et qu'il dégage. Et s'il est ainsi figé dans ce moule, c'est à cause de nous, qui l'empêchons d'être autrement. Changeons notre vision de Jacques afin de lui redonner cet espace pour évoluer.

Nous devons réapprendre l'art de l'écoute fraîche, envers l'autre et envers nous-mêmes ! Davantage que présence et attention, l'écoute fraîche est celle que nous avons avec une personne qui est complètement nouvelle pour nous.

Ni jugement ni mémoire du passé ne viennent la teinter. Dans une écoute pleinement présente et sans passé, les personnes en communication se recréent l'une l'autre constamment. Dans cet espace vide, tout est maintenant possible… même le début d'une guérison souhaitée.

L'écoute est essentielle pour toute guérison. On peut même affirmer que toute guérison commence par une écoute. L'écoute véritable est attentive et basée sur ce que l'autre veut nous dire, mais qu'il n'est pas toujours capable d'exprimer avec des mots. Elle est pleinement consciente ; elle incite aussi l'autre à s'écouter davantage, à être plus attentif à ce qu'il dit et à ce qui ne va pas en lui.

POUR APPRENDRE, IL FAUT OSER S'AVENTURER

Un autre point important pour l'avancement et la compréhension de l'être humain est d'accueillir la notion d'universalité de la connaissance. Partout à travers le monde, les scientifiques reconnus ne demandent pas mieux que de livrer leurs savoirs à qui veut bien les recevoir. J'ai toujours été étonné — et encore de nos jours — de réaliser l'ampleur des avancées scientifiques qui font éclosion dans le monde et à quel point très peu de ces trouvailles sont véhiculées jusqu'à nous. Maintes fois j'ai dû aller recueillir cette manne d'informations tellement favorables à la santé de l'homme à l'extérieur du pays.

Nous devons regarder parfois ailleurs que dans des sources connues et qui ont toujours été près de nous. Nous devons explorer des recoins inconnus et même ceux qui, à première vue, semblent s'écarter de nos façons de voir et d'agir. Ce qui nous entoure n'est pas nécessairement la seule vérité possible.

Lors de mon deuxième voyage en Turquie, j'ai eu la chance de visiter le mausolée du Hodja, surnommé également Nasrudin. Ce personnage légendaire, tantôt idiot, tantôt sage, nous raconte ses exploits. Les histoires insolites du Mulla Nasrudin font partie des enseignements des écoles soufies, car elles savent révéler avec humour une sagesse intemporelle.

Nasrudin regardait avec attention sous un lampadaire. En pleine nuit, à demi penché, il scrutait le sol tout autour du luminaire. Il revenait sans cesse sur ses pas, refaisant le même circuit. Vint à passer un inconnu qui s'arrêta pour l'observer. Tout à sa recherche, le Mulla continua à regarder le sol, ignorant le passant. Intrigué, l'étranger lui demanda : « Que cherchez-vous sous ce lampadaire ? »

Le Mulla s'arrêta et, se redressant, lui dit : « Je cherche les clefs que j'ai perdues il y a quelques heures. »

Voyant sa quête infructueuse, l'étranger lui demanda : « Mais où avez-vous donc perdu vos clefs ? »

Et le Mulla de répondre : « Près de la porte de la maison, là-bas. »

« Mais pourquoi regarder près du lampadaire ? » de s'enquérir le passant éberlué.

Le Mulla réplique avec assurance : « Parce qu'il y a beaucoup plus de lumière ici ! »

Notre tête est toujours pleine de croyances et d'expériences qui nous empêchent d'accéder à un niveau supérieur de connaissances. Et même s'il nous restait quelque place encore vierge et prête à recevoir une empreinte fraîche, nous ne pouvons nous empêcher de tout filtrer à travers notre mental, qui juge selon ses croyances. Accepter ce que l'on connaît et refuser ce qui est nouveau, tel est le comportement du mental normal. Il faut se donner de l'espace et être prêt à assumer une certaine humilité pour recevoir quelque enseignement que ce soit qui ne relève pas de notre champ d'expérience habituel. Nous devons nous débarrasser de nos œillères pour réaliser que des parties de vérité sont toujours là, prêtes à être vues et entendues. Mais pour les saisir, nous devons quitter la zone du connu et du familier.

DÉVELOPPER SON INTUITION

Le travail en salle d'urgence exige de résoudre des problèmes complexes dans un court laps de temps. Dans certains cas, j'ai dû faire confiance à mon intuition, qualité que je juge maintenant essentielle chez toute personne qui doit agir efficacement et rapidement.

Il est minuit et je viens de prendre mon tour de garde à l'urgence. Je regarde la salle encore remplie, malgré cette heure tardive, de tous ces gens fatigués et anxieux d'être appelés. Une pile de dossiers s'est accumulée durant la soirée et cette nuit s'annonce d'autant plus occupée que je suis le seul médecin à assurer la garde. Je prends le premier dossier sur la pile et je remarque qu'il y a déjà trois heures de retard. J'appelle monsieur Clément. Une jeune fille dans la vingtaine s'amène d'abord, suivie d'un homme dans la quarantaine. Il me semble hésitant, traînant derrière elle, comme s'il ne voulait pas me rencontrer.

Nous entrons tous les trois dans la salle d'examen. Je les salue, je me présente et, m'adressant à monsieur, je lui demande la raison de sa consultation. Plutôt embar-

rassé, il me dit qu'il n'est pas malade et que c'est sa fille qui le pousse à consulter à cette heure tardive… Après quelques hésitations, il me raconte qu'il voit parfois des choses bizarres, mais que c'est sans importance, puisqu'il se sent en bonne santé. La jeune fille, ne laissant pas son père terminer, s'adresse à moi aussitôt et d'un air apeuré me dit : « Mon père n'est pas normal… Ça fait plusieurs fois que ça lui arrive : il voit des éléphants roses déambuler dans le salon ! »

Voilà qui commence bien la nuit, me dit une petite voix intérieure… un autre cas de psychiatrie qui aurait dû venir de jour et non à cette heure où il n'y a pas de psychiatre de garde. Je m'applique tout de même à écouter attentivement cet homme qui ne présente aucun autre symptôme, ni céphalées, ni troubles d'équilibre, ni comportement étrange. Je questionne davantage cette jeune fille qui m'apparaît très sympathique à la cause de son père. Elle me rapporte que la situation ne peut plus durer, que ça fait plusieurs semaines que ces visions viennent et repartent aussitôt sans laisser de trace… Son père n'a jamais voulu rencontrer de médecin mais ce soir-là, à force de persuasion, elle a réussi à l'emmener à l'urgence étant donné que sa vision des éléphants roses a duré plus longtemps ! Elle dit que ces hallucinations surviennent subitement et sans prélude.

Le père me raconte que son comportement tant physique que psychologique n'a pas changé ; il travaille comme menuisier et s'occupe de ses quatre enfants. Le couple ne présente aucune mésentente ou conflit. La jeune fille reprend aussitôt la parole et dit à son père : « Dis-lui ce que tu vois également quand ce ne sont pas tes éléphants roses. » Le père reste muet… et elle ajoute : « Il voit souvent la Vierge Marie. » Il fait signe que oui et il ajoute qu'elle est très belle, toute habillée en bleu et blanc. La fille rapporte que son père n'est pas pratiquant et que jamais il n'a parlé de la Vierge Marie auparavant. Cette vision n'est présente que depuis quelques semaines.

Mon intuition me dit de pousser plus loin ma série de questions et mon examen. Plus je pose de questions et plus mon intuition me laisse penser à une tumeur cérébrale irritante près du lobe occipital. L'aire de la vision se localise au niveau cérébral juste à l'arrière de la tête, près du lobe occipital, au-dessus du cervelet. Se pourrait-il qu'il y ait une irritation sporadique de cette zone par une quelconque masse située juste au-dessus du cervelet ? Certaines recherches en neurochirurgie ont démontré que si on irritait certaines zones cérébrales, les patients voyaient des images très claires de ce qu'ils auraient pu enregistrer des années auparavant.

Je fais donc un examen physique neurologique tout en insistant sur les tests d'épreuves d'équilibre. Tout est bien sauf un très léger trouble d'équilibre occasionnel. Pour moi, la situation semble résolue. Je soupçonne un diagnostic de tumeur cérébrale près de la fosse postérieure en haut du cervelet. Je dis au patient qu'il peut rester ici *pour la nuit et que le lendemain matin, il verra le neurologue pour des tests précis. Je lui dis qu'il n'a pas à s'inquiéter d'une quelconque folie et que dès que nous aurons trouvé la cause, il sera traité adéquatement et ses troubles de vision plutôt originaux disparaîtront.*

Le lendemain matin, en traversant le poste de l'urgence, le neurologue qui a reçu la demande de consultation me jette un coup d'œil embarrassé, pour ne pas dire moqueur devant ce cas bizarre! Dans l'après-midi, il me confirme avec étonnement que les tests ont démontré une masse tumorale au cerveau. Ce patient a été opéré avec succès et les éléphants roses et la Vierge Marie ne sont plus réapparus.

Il aurait été facile de référer d'emblée un tel cas en psychiatrie. L'entrevue et l'examen méthodique sont de rigueur, mais l'intuition du médecin doit toujours prévaloir.

Dans la plupart des médecines, avant d'enclencher une thérapie, le médecin doit s'appuyer sur un diagnostic dûment établi. La collecte des données des différents symptômes est essentielle pour l'application d'un traitement et, par la suite, il est facile et sécurisant de s'appuyer sur le protocole établi. Il est recommandé au médecin de se baser sur une recette thérapeutique éprouvée par ses pairs et d'éviter ainsi toute récrimination devant un possible échec du traitement.

Mais une thérapie ou un traitement est plus qu'une simple recette. Chaque personne qui se présente pour un malaise est unique et, par le fait même, tout traitement devrait être distinctif et s'accorder à celle-ci. Un bon thérapeute est celui qui traite une maladie, mais le thérapeute éclairé et avéré est celui qui traite une personne qui a une maladie.

Lorsqu'une personne entre dans mon bureau, je dois me poser la question suivante: pourquoi cette personne vient-elle me consulter? Cette question est fondamentale. Puis, d'autres surgissent: qu'est-ce que cette personne veut exactement? Que veut-elle me communiquer, à propos d'elle et à propos de sa condition?

Le ressenti humain est au cœur de cette rencontre avec une personne souffrante. Il s'agit de malaises que l'individu éprouve dans toute sa personne, et cette situation requiert une écoute pleinement consciente et présente. Voilà une notion que nous devrions développer dans toutes nos relations, tant professionnelles que personnelles. Notre première impression est souvent la bonne, et il faut considérer et soupeser ce que notre intuition nous suggère.

Et c'est ici que la médecine devient véritablement un art. L'art d'être présent à l'autre apporte déjà des solutions uniques ; une partie du traitement s'amorce ainsi à notre insu.

Un bon ami est venu me consulter un jour pour recevoir une injection. Il souffrait d'un mal d'épaule depuis quelques mois et les médicaments n'arrivaient pas à le soulager. Lors de l'entrevue, je remarque que sa paupière supérieure gauche est plus basse que la droite. Je lui en fais mention, mais il me dit que cela est sans importance, qu'il a vu des neurologues et que tous les tests et résonances magnétiques sont normaux. À mon examen, l'épaule, bien que constamment douloureuse, présente des amplitudes normales qui n'aggravent pas ses douleurs, comme je le soupçonnais. Mon intuition me dit qu'il souffre d'un problème sérieux. Je lui dis qu'une injection ne servira aucunement et qu'il doit refaire une résonance magnétique sur-le-champ, même si la dernière ne date que de quelques semaines. La seconde résonance magnétique démontrera en effet une lésion minuscule, mais des plus malignes, au poumon. Cette lésion causait l'irritation d'un nerf qui générait l'affaissement de sa paupière gauche.

Se peut-il que l'intuition soit un instrument de diagnostic et ultimement un début de traitement ? Lorsqu'en consultation j'écoute la personne assise en face de moi, j'ai parfois l'intuition que cette dernière est déjà en voie de guérison. Cette intuition devient plus qu'une possibilité, c'est une nouvelle réalité en train de se créer ! Complètement détaché du résultat futur, je ressens cette personne dans toute sa vitalité qui commence à s'auto-régulariser. J'entre en harmonie avec elle, avec ce nouvel état de mieux-être. Il ne s'agit pas de faire semblant ou de prétendre que la maladie a disparu comme par magie. Il s'agit plutôt de faire corps avec cette nouvelle réalité, de vibrer avec cette nouvelle possibilité, en ne laissant aucune place à l'ancien état.

Je me suis souvent servi de l'intuition également pendant que je pose mes questions en salle de consultation. Une réponse de la part du patient m'amène vers des questions plus pertinentes sur la raison de sa visite. L'intuition, par son intensité, peut nous transmettre beaucoup d'informations lorsque nous sommes pleinement présents à l'autre.

PRATIQUER L'EMPATHIE

Une écoute attentive et réelle devient donc la toute première percée dans la guérison. Le médecin devient souvent le premier médicament pour traiter son patient. Malgré une science et une technologie rudimentaires, les médecins d'autrefois jouaient un rôle très positif dans la société. Est-il possible que leur secret ait résidé dans leur empathie, leur chaleur humaine?

La notion d'empathie est trop peu exploitée et surtout trop peu enseignée dans les facultés de médecine. La personne souffrante a besoin d'abord et avant tout de cette oreille attentionnée et généreuse que prêtent souvent davantage l'infirmière, le travailleur social ou le thérapeute en médecine douce.

Le médecin doit être animé du désir de vouloir aider autrui et de l'amener dans un état de mieux-être. En médecine chinoise, on raconte qu'autrefois l'acupuncteur n'était payé que pour garder son client en santé. Advenant une maladie subite, le médecin acupuncteur devait traiter son client sans frais et le remettre sur pied rapidement. Un véritable partenariat médical devait prendre place pour assurer la santé. Évidemment, nous sommes de nos jours loin de cette coutume ancestrale, mais cette notion de partenariat demeure actuelle, plus que jamais.

Dans le passé, on observait ce partenariat et cette proximité chez les médecins qui suivaient des familles sur plusieurs générations. Le médecin faisait partie de la famille jusqu'à un certain point. Cette approche «familiale» connaît actuellement un regain de popularité, ce qui est à l'avantage de tous.

Paul, âgé de six ans, pénètre dans mon bureau timidement derrière sa mère, qui lui tient la main. Je connais bien Claudette, tellement dévouée pour sa famille, mais c'est la première fois que je rencontre son fils Paul. Elle me dit que ce dernier présente des problèmes d'incontinence urinaire nocturne depuis quelques mois. Il a déjà consulté des médecins le mois précédent et tous ses tests de laboratoire sont normaux. On lui a dit que tout devrait rentrer dans l'ordre étant donné qu'il semble en bonne santé. L'harmonie règne dans cette belle petite famille, Paul s'entendant bien avec son frère aîné. À l'école, il est un enfant calme; cependant, le professeur a mentionné à Claudette qu'il était moins enjoué depuis quelques mois.

Je pose quelques questions à Paul, qui me répond rapidement et adéquatement, ne laissant aucun indice de causes possibles de son incontinence urinaire. Je tente d'établir une relation plus intime en lui posant des questions à propos de sa famille et de son chien, qu'il adore. Puis, il s'arrête de parler, silencieux, me regarde fixement et me pose la question: «Comment la guerre a-t-elle commencé?»

Cette question arrive de nulle part. Surpris, je lui dis que c'est une excellente question à laquelle je vais tenter de répondre, mais qu'auparavant j'aimerais savoir pourquoi un jeune homme comme lui s'intéresse à la guerre. Il est hésitant, alors sa mère s'empresse de répondre : « Son père est militaire et il est actuellement en Afghanistan. Nous lui avons expliqué ce qu'était la guerre, comment elle avait commencé, et que le poste que son père occupait là-bas était tout à fait sécurisé et qu'il reviendrait prochainement. »

Paul semble avoir bien compris la situation, mais je sens qu'il y a autre chose. Je me mets à questionner Paul davantage, et je conclus que l'absence de son père ne semble pas être le problème. Mais je décèle une peur dans ses yeux, comme si on n'avait pas réussi à percer les motifs de son insécurité. Puis, m'absorbant davantage dans sa présence et dans la conversation, je me mets à parler de la guerre en général, de celle qui se déroule en Afghanistan, donc très loin d'ici et qui ne se rendra jamais jusqu'à nous. Je vois tout à coup ses yeux s'allumer, alors je poursuis en lui disant qu'il n'a pas à s'inquiéter, que sa maison ne sera jamais bombardée… Je vois sa peur disparaître graduellement, laissant place à un visage rayonnant.

Sa mère me téléphonera dans les jours qui suivent pour m'annoncer que le problème d'énurésie de Paul a disparu et que tout est revenu à la normale.

L'art de la guérison a comme condition première ce rapport d'empathie avec le malade. Cette condition permet au médecin d'avoir un aperçu plus global du dérangement ou du malaise et de soutenir ainsi la confiance de son patient. Cette crédibilité est importante si l'on veut que le traitement soit efficace. L'empathie est plus qu'un effet placebo. Elle fait partie du processus curatif même et accélère l'obtention des résultats.

Certaines études démontrent à quel point cette notion d'empathie joue un rôle positif sur l'immunité cellulaire. Sur le plan moléculaire, elle favorise la production des interleukines 8 et des neutrophiles, ces globules blancs défenseurs de l'organisme[2, 3]. Les symptômes de grippe disparaissent plus vite ; le diabète[4], le cholestérol, la douleur et l'anxiété[5, 6] sont mieux contrôlés par les médecins qui présentent de l'empathie. Les patients qui en bénéficient sont plus assidus et davantage motivés à suivre leurs traitements.

Le médecin qui peut donner deux minutes de plus d'écoute devient le premier remède. Une médecine interactive et effective est celle où le patient peut exprimer ses craintes et ses angoisses, et où le thérapeute fait preuve de compréhension et d'absence de jugement.

Une présence empathique fera toute la différence dans la relation thérapeutique et encore davantage chez le patient souffrant de douleur chronique et qui a fait le tour des différentes médecines pour trouver un soulagement. Je suis d'avis que l'efficacité d'un traitement s'opère en grande partie lors de la première entrevue avec un patient. Si une relation empathique se développe, les rendez-vous ultérieurs seront respectés et le mieux-être du patient sera de la partie, même si ce n'est pas sous forme de guérison complète. La confiance établie fera en sorte que le patient présentera une réponse thérapeutique de meilleure qualité.

Cécile se présente pour la première fois au bureau. Âgée de 60 ans, elle souffre de malaises divers : troubles digestifs, problèmes musculosquelettiques, hypertension artérielle, diabète, fatigue chronique, le tout couronné d'un état dépressif qui dure depuis quatre semaines. Elle a rencontré plusieurs médecins et elle prend diverses médications pour son hypertension et son diabète, qui semble bien contrôlé. Cécile est méticuleuse ; elle a apporté un cahier dans lequel elle décrit tous ses suivis, registres médicaux et lectures d'examens de laboratoire. Tout y est bien présenté et ordonné.

Puis je la sens mal à l'aise ; ça fait déjà plus de 40 minutes qu'elle me présente ses symptômes et les différentes évaluations médicales qu'elle a subies et voilà qu'elle sort un autre cahier qui comprend toutes ses visites et les prescriptions de suppléments venant de multiples thérapeutes qui ont tenté de l'aider au fil des ans, ainsi que la liste des nombreux suppléments qu'elle a achetés ces derniers mois... Elle avoue que tout ce qu'elle a entrepris ne réussit pas à lui ramener la santé. Je suis stupéfait de voir qu'elle prend plus de 30 suppléments sporadiquement en plus de sa médication prescrite. Je réalise qu'elle est très mal à l'aise de m'étaler cette macédoine de produits. Son médecin ne veut d'ailleurs plus la voir, ne sachant que faire dans cette gestion pharmaceutique déconcertante pour tout praticien, et je ne suis pas loin de penser que cela pourrait être aussi mon cas...

Durant l'entrevue, elle m'envoie des petits messages indirects indiquant qu'on la retourne rapidement dès qu'elle fait allusion à ses problèmes complexes et à ses nombreux suppléments pour soulager tous ses symptômes. Malgré cet embarras, elle mérite toute mon attention et je suis déterminé à lui venir en aide. Je l'écoute attentivement durant plus de 70 minutes et plus le temps avance, plus je réalise que je n'ai pas de solution précise à sa problématique. Puis, pendant les cinq dernières minutes, je la vois littéralement se transformer, son teint pâle, pour ne pas dire cadavérique, reprenant des couleurs, les traits de son visage s'assouplissant comme si elle venait de suivre une cure de rajeunissement...

Je réalise, stupéfait, que le traitement est déjà amorcé ! Ma crainte de ne pouvoir l'aider disparaît et je me sens prêt à l'épauler. Elle se lève subitement, me serre la main et me dit à quel point elle est heureuse d'avoir pu s'épancher pendant que je l'écoutais attentivement. Elle est comblée, me dit-elle : « Enfin j'ai pu exprimer ce que j'avais à dire pour que vous me compreniez ! » Je lui propose un plan de traitement avec un sevrage graduel de ses suppléments, auquel elle acquiesce avec enthousiasme.

Que fait le médecin devant une personne qui s'amène à brûle-pourpoint avec toute une officine de produits naturels qu'il ne connaît pas, et dont les effets secondaires ou les interactions médicamenteuses lui sont totalement inconnus ? Voilà un dilemme : la frustration (et la peur) du médecin connaissant peu les suppléments et, de l'autre côté, la crainte du patient d'être rejeté par son médecin. Les deux sont dans une situation embarrassante. Le médecin, désemparé, risque de créer un stress de plus en rejetant la situation et possiblement le patient.

À cette première étape, le médecin doit garder la porte ouverte à tout ce qui se présente, sans juger, sinon le patient risque de s'auto-traiter et de se perdre dans les dédales d'une médecine qu'il ne maîtrise pas parfaitement ou de s'en remettre à des produits sans valeur et même néfastes. Qu'il ne connaisse pas d'emblée tous ces suppléments n'est pas tragique ; ce qui importe le plus, c'est avant tout d'établir une relation d'empathie et de partenariat dès à présent et pour les prochaines visites, ce qui lui permet de s'informer au sujet de ces produits ou simplement de dire qu'il ne peut se prononcer pour l'instant sur leur valeur.

En somme, une attitude bienveillante est des plus importantes, car elle détermine en partie le résultat thérapeutique. Voltaire a déjà dit : « L'art de la médecine consiste à distraire le malade pendant que la nature le guérit. » C'est par l'amour, la compassion, la joie et le rire que le docteur Patch Adams apportait ses soins aux malades[7].

C'est dans cet état d'esprit d'ouverture, de partage et de compassion que nous amorçons notre quête pour mieux comprendre qui est l'homme, comment sa nature complexe module sa santé et comment notre conception de la santé peut se renouveler pour placer en son centre une vision qui concilie le corps, le cœur et l'esprit.

CHAPITRE 2

QUI SOMMES-NOUS ?

Le corps humain est un organisme multicellulaire d'une complexité extraordinaire. Il est composé de près de 75 000 milliards de cellules, dont près de 100 milliards uniquement dans le cerveau. Si nous mettions l'ADN présent dans toutes nos cellules bout à bout, nous pourrions parcourir trois fois la distance de la terre à la lune, aller et retour! Nos vaisseaux sanguins réunis feraient, quant à eux, deux fois et demie le tour de la terre[1]! Il y a de quoi avoir le vertige... Mais ce qui demeure le plus fascinant, de toutes les facettes de ce mystérieux corps, c'est cette notion de coopération et de communication exemplaires entre les cellules.

Parmi toutes les technologies sophistiquées connues, aucune ne surpasse en intelligence et en coopération cette merveille complètement automatisée qu'est le corps humain. Chaque cellule est une mini-usine capable de fabriquer près de 30 000 molécules. Des centaines de millions de réactions chimiques ont lieu à chaque seconde dans les différents organes de notre corps dans un but d'entraide et de coopération mutuelles. À lui seul, le foie est le siège de plus de 100 000 réactions à la seconde destinées à nettoyer le sang.

Nous n'avons rien à faire pour que cette autorégulation se produise. Chaque respiration, nos battements cardiaques, l'ajustement du taux d'acidité pour la digestion de chaque aliment, le maintien de notre température corporelle à 37 degrés, le moindre mouvement des cils, tout est orchestré sans effort et sans que notre attention soit sollicitée. Quel miracle de réaliser qu'une pomme ou qu'un morceau de viande va se transformer, servir à l'entretien de nos cellules endommagées ou vieillissantes, et s'intégrer à notre peau ou à notre œil, par exemple… Il est fascinant de réfléchir à toutes ces particules provenant de notre alimentation ou de l'air qui deviennent des parties intégrantes de notre propre corps.

Deux cents milliards de cellules meurent et se renouvellent chaque jour dans le plus grand des silences. En ce moment même, 10 millions de cellules meurent et sont remplacées immédiatement par le même nombre de cellules neuves. Près de 75 % de tous les atomes et molécules de notre corps auront disparu dans l'année et pourtant, nous continuons d'avoir une apparence stable même si, chimiquement parlant, nous ne sommes jamais identiques.

Le corps humain est un gigantesque réseau interactif où chaque composante assure sa propre gestion tout en interagissant avec l'ensemble. Aucun ordinateur, si puissant soit-il, n'arrive encore à la cheville de ce que le corps humain accomplit en se régulant.

En somme, le corps génère sa propre magie et guérit selon ses propres lois. Ce n'est pas le médecin qui sauve ; même dans les pires accidents, celui-ci aide, répare et remet en place, mais à terme, la nature se reconstruit. En définitive, le corps est toujours le plus grand médecin.

LA COOPÉRATION CONTRE LA « LOI DU PLUS FORT »

La notion de coopération à la base du fonctionnement du corps fait contre-poids, en quelque sorte, à la théorie de Darwin sur l'évolution des espèces qui introduisit la notion de compétition, voulant que seuls les meilleurs puissent survivre. Le principe de compétition s'observe à l'intérieur de l'espèce elle-même, où le plus fort a prédominance pour la reproduction sexuelle.

De nos jours, cependant, le fondement de la « loi du plus fort » reste prépondérant. Qu'on le veuille ou pas, une partie de nous est façonnée par cette idée de compétition. Pourtant, il a été démontré que la coopération entre des entités dotées de forces différentes assure un équilibre et une survie à long terme supérieurs. Tout le cosmos lui-même procède de cette grande force invisible unifiée qui supporte tout et qui pénètre tout. Rien n'existe sans cette force grâce à laquelle nous vivons et nous nous déplaçons.

La physique quantique a montré que tout le corps physique est une immense toile où chacune des cellules est en communication avec toutes les autres, et ce, de façon constante, comme si le temps et l'espace ne comptaient plus. Nous avons découvert, il y a quelques années, les molécules que nous appelons les kinases, ces protéines qui servent de messagers et qui influencent la biochimie du corps à des centaines de milliers d'endroits à la fois. Le corps physique lui-même est en interaction avec une plus grande toile tissée par les courants planétaires et solaires. Nous ne sommes pas isolés, mais en communication constante avec le reste de la création.

Nous réalisons que nous faisons partie d'un réseau des plus grandioses et dont la science n'a pas fini de découvrir les interrelations. Celle-là même qui, il y a 100 ans, affirmait qu'il restait peu à découvrir...

LA PHYSIQUE QUANTIQUE DANS NOTRE RÉALITÉ

La théorie quantique nous a fait entrevoir l'univers microscopique des particules et des atomes. C'est également elle qui nous a donné les clés pour développer certaines technologies modernes en médecine, comme l'imagerie médicale. La physique quantique a également contribué au développement d'ordinateurs de plus en plus rapides et intelligents.

Cependant, encore maintenant, nous ne savons pas comment intégrer plusieurs des théories pourtant prouvées de la physique quantique dans un monde macroscopique qui s'appuie sur la physique de Newton.

La science telle que pratiquée de nos jours est encore influencée par la vision mécaniste d'Isaac Newton, qui remonte au XVIIe siècle. Newton voyait l'univers, les planètes, les animaux et les humains comme des pièces détachées s'influençant peu les unes les autres. Descartes, quant à lui, séparait l'esprit de la matière, et donc l'esprit du corps humain. De son côté, Darwin, a placé l'être humain seul au bout de la chaîne de l'évolution. Ces théories ont laissé beaucoup de domaines inexplorés.

La physique quantique nous a fait entrevoir la réalité autrement. Les travaux de Max Planck ont d'abord démontré que la matière n'était pas « pleine », comme on le croyait. Le vide existerait partout. Il y aurait du vide énergétique entre les atomes.

Par la suite, Werner Heisenberg démontra que la matière n'était pas toujours de la « matière », mais tantôt des particules, tantôt des vagues, des paquets vibrants d'énergie qui ne pouvaient être mesurés en tant que pièces séparées. Il démontra aussi, avec ce qu'il nomma le principe d'incertitude (ou indétermination), qu'il y a une limite et une relativité aux mesures que nous qualifions de précises. Bien que nos instruments de mesure soient d'une grande précision, il existe toujours une part d'approximation dans nos expérimentations et des possibilités multiples d'interprétation.

Heisenberg travailla en 1929 à l'élaboration de la théorie quantique des champs et il démontra de plus que les particules pouvaient prendre des formes déterminées et différentes si un spectateur les observait pendant l'expérience en cours. Ses travaux lui ont valu le prix Nobel de physique en 1933.

Il est désormais prouvé que dans toute expérimentation l'observateur, aussi discret soit-il, influence le déroulement et les résultats de l'expérience en cours. Il y a de quoi ébranler tout un pan de notre science newtonienne et de nos nombreuses expérimentations pharmaceutiques!

En partant des constats de Heisenberg, qui affirme que les particules prennent une forme particulière et qu'elles se figent dans une certaine forme si on les observe, certains chercheurs en sont venus à penser que notre conscience peut créer la réalité. Einstein se demandait à juste titre si la lune existerait toujours si nous ne la regardions pas.

Cette réflexion, fantastique et grandiose, peut nous ramener cependant à notre responsabilité par rapport à la réalité que nous vivons. Cela revient à dire que nous créons une partie de notre vie tous les jours. L'observateur est un être créatif, jamais passif!

Einstein et d'autres physiciens ont également noté un phénomène surprenant: le principe de non-localité. Selon ce principe, les particules qui sont reliées entre elles le demeurent pour toujours et s'influencent instantanément, plus vite que la lumière et peu importe la distance qui les sépare. Cette affirmation a de quoi nous étonner, surtout de la part de scientifiques reconnus. Cela revient à dire que toutes nos cellules, comme elles sont issues au départ d'un ovule et d'un seul spermatozoïde, sont interreliées et le resteront indéfiniment. Et qu'en est-il lorsque ces cellules se retrouveront à l'extérieur du corps ou lorsque celui-ci aura disparu? Les questionnements sont nombreux…

Pour leur part, les chercheurs Pribram, Hagan et Yasue[2, 3], du département de physique de l'Université McGill à Montréal, ont émis la théorie que notre corps est un vrai système internet où tous les neurones du cerveau se branchent en même temps et communiquent avec tous les autres simultanément par le truchement du processus quantique même. Cette théorie tenterait d'expliquer le fonctionnement instantané de la pensée qui dépasse de beaucoup la piètre vitesse du courant nerveux qui traverse le corps humain.

Tout cela nous conduit à l'idée que la conscience est un phénomène global qui siège partout, pas seulement dans le corps, et que le cerveau physique n'est plus un objet d'entreposage, mais un véritable récepteur des fréquences d'oscillation contenues dans le vide quantique. Ouf! Beaucoup de notions que nous pouvons difficilement absorber d'un coup. Une porte s'ouvre aux dimensions intangibles de la pensée et de la conscience. L'invisible, l'infiniment petit, s'avère beaucoup plus important que prévu dans l'équation.

Nous sommes dans un monde interrelationnel et nous subissons son influence continuellement et en tout lieu. Selon cette vision du monde, nous ne sommes pas séparés les uns des autres, ni de notre environnement, ni de nos perceptions. Et ce type d'interrelations existe à l'intérieur même de notre cerveau.

DEUX CERVEAUX À UNIFIER

Les deux hémisphères de notre cerveau pensent et agissent différemment, mais de façon complémentaire. En quelque sorte, nous pourrions dire que nous avons deux personnalités différentes, ici et maintenant. Le côté droit cérébral agit comme un processeur en parallèle ; il gère tout dans ce présent. Il capte tout, il est à l'affût de tout, vivant et expérimentant son univers et le monde externe avec passion, étonnement et intérêt. Dans cet espace-temps, il est énergie créatrice, il est complet et en relation avec tout ce qui l'entoure. C'est le cerveau du ressenti, de la pensée globale et intuitive.

Puis il y a cet autre processeur, le cerveau gauche, qui parvient à maturité plus tard que le premier et qu'on pourrait qualifier de processeur en série. Il est en mode linéaire, méthodique et rationnel. Il gère notre passé et s'intéresse à notre futur. C'est le cerveau du mathématicien. Il cherche les détails, et surtout il s'y accroche, les stockant indéfiniment pour pouvoir s'en servir à la moindre occasion. Encore plus, il décortique les détails des détails pour finalement risquer de se perdre. Il s'appuie sur le passé et tente de définir le futur à partir de ses expériences vécues. C'est cette petite voix qui nous dit quoi faire et quoi ne pas faire pour assurer notre survie. Celle qui me dit qui je suis (ce que je pense de qui je suis, hélas faussement la plupart du temps), qui se compare ou se juge.

Nos deux hémisphères cérébraux se côtoient et se réunissent dans la boîte crânienne, encore remplie de surprises et de mystères, même pour les plus grands scientifiques. Ce qui nous mystifie surtout, c'est cette perspective d'un cerveau droit doté d'intuition, de vision unifiée, de transcendance, mais qualifié de « non raisonnable » à nos yeux d'Occidentaux.

Notre cerveau peut nous jouer des tours

Pour Jill Bolte Taylor, docteure en neuroanatomie à Harvard[4], le cerveau humain ne semblait plus avoir grand mystère ! Cette chercheuse manipulait des cerveaux tous les jours, les disséquait, les photographiait, les coloriat, les retournait dans tous les sens pour les connaître dans leurs moindres détails.

Pourtant, quelque chose d'inattendu se produisit le matin du 10 décembre 1996. Elle entra en communication avec une partie d'elle-même dont elle n'avait jamais pu entrevoir l'existence. Toutefois, cette partie d'elle-même avait toujours été là, attendant qu'elle en prenne connaissance. Cette partie non conscientisée, voilée et ensevelie par la logique, le rationnel et le bagage de connaissances acquis au fil des années.

Comme d'habitude, la docteure Taylor s'était levée tôt pour se rendre à l'université. Soudainement, elle ressentit à la tête, dans la partie gauche de son cerveau, une douleur tenace et lancinante.

Mais, avant que fuse la douleur intense, elle vécut quelque chose d'inusité. Alors qu'elle prenait sa douche, elle glissa pleinement dans l'instant présent (géré par le cerveau droit). Elle ne voyait plus et ne ressentait plus les limites de son corps ! Son corps se perdait dans toute la pièce, et même au-delà. Ses molécules se confondaient avec celles du mur de la douche et du carrelage tout autour ! Elle était en communication intime et physique avec tout ce qui l'entourait. Elle se sentait libérée de toute peur, de tout jugement et pleinement observatrice du moment présent. Elle n'était plus qu'une conscience.

Mais où était passée l'éminente docteure de Harvard ? Comment en était-elle arrivée là ? Était-elle encore dans la réalité ? Une réalité différente, certes.

Mais une petite voix apeurée s'insinua dans ces moments de tranquillité, lui disant : « Attention, attention, il se passe quelque chose d'anormal, il y a un grand danger de paralysie et peut-être même de mort ! Tu sais que c'est un grave accident cérébral hémorragique qui s'installe… et tu dois agir maintenant, sinon… » Puis aussitôt, elle retombait de « l'autre côté » et tout redevenait calme, paisible, merveilleux. Le cerveau droit balayait ses 40 ans de connaissances et d'expériences et lui faisait goûter une quiétude fabuleuse et tout à fait nouvelle pour elle.

Elle oscilla plus d'une heure dans cette dualité, passant de l'affolement au calme. À la fin, le cerveau gauche l'emporta et elle réussit à téléphoner pour obtenir de l'aide, qui arriva alors qu'elle ne pouvait plus parler et était partiellement paralysée.

Dans l'heure qui suivit, les médecins lui retirèrent un caillot de la grosseur d'une balle de golf, logé dans son cerveau gauche. Après huit ans de dur labeur, elle réapprit à marcher, à parler et à se remémorer… elle qui avait goûté aux moments de quiétude en pleine attaque de paralysie. Désormais, elle n'était plus la grande scientifique rationnelle et incrédule. Elle fut complètement transformée par cette expérience, qu'elle qualifia de délicieuse.

Elle est animée aujourd'hui d'une grande paix et d'une sérénité comme nous en retrouvons parfois chez les gens qui ont vécu une expérience de mort imminente. Elle est remplie d'une énergie inlassable et d'une confiance absolue devant la vie ou la mort. Elle donne de nombreuses conférences sur cette expérience qu'elle a vécue intensément, son cerveau «déraisonnable» ayant pris plus de place, lui faisant goûter la vie pleinement.

MAIS QUI SOMMES-NOUS VÉRITABLEMENT?

Une telle expérience nous amène à nous poser la question fatidique: mais qui sommes-nous véritablement? Une force, une énergie grandiose émanant d'un tout, communiquant avec tout et vivant l'intensité d'un moment présent? Ou une caricature de notre cerveau gauche qui se veut inquiet, rationnel, rempli de pensées, s'identifiant à ses possessions, voulant sécuriser et contrôler son environnement dans le but d'assurer sa survie avant tout?

Qui sommes-nous et que choisissons-nous? Nous ne pouvons choisir entre ces deux hémisphères cérébraux. Nous sommes les deux, qu'on le veuille on non, mais en Occident, nous sommes un peu trop «à gauche» d'un point de vue cérébral. La matérialité nous accapare trop, les soucis sont sans fin, le travail nous tiraille trop, nous vivons seuls trop souvent et en êtres connaisseurs, nous rationalisons. Une petite dose supplémentaire de cerveau droit pourrait nous faire du bien. Un peu plus de calme, de temps pour écouter, de temps pour partager, de temps pour s'émerveiller, bref du temps pour vivre cet instant présent qui se déroule à l'infini. On ne peut qu'adhérer à cette nécessité de vivre en harmonie avec ces deux parties cérébrales puisque toute vraie connaissance et toute plénitude résulteront de leur collaboration.

VIEILLIR SERAIT-IL UN CHOIX?

Notre cerveau nous présente donc différentes facettes de la réalité, et nous révèle ainsi la relativité des choses. Même le temps, en quelque sorte, peut s'avérer relatif, si on en croit certaines études pour le moins surprenantes.

En 1979, Ellen Langer, docteure diplômée en psychologie de l'Université de Yale et professeure de psychologie à l'Université de Harvard, a dirigé une expérience hors de l'ordinaire pour démontrer la relativité du temps au niveau du vieillissement. Dans cette mémorable étude, *The Counterclockwise Study* (également le titre du livre qui en a été tiré)[5], elle a démontré à quel point le mental a des répercussions sur le vieillissement et la santé[6]. Elle a pris un groupe de personnes âgées de 75 ans et, après leur avoir fait subir plusieurs examens médicaux en lien avec leurs capacités physiques et mentales, les a emmenées dans un lieu où tout avait été transposé de façon identique à la réalité de 1959, c'est-à-dire 20 ans plus tôt. Autant les meubles que les journaux, les films, les magasins et les restaurants étaient ceux de 1959, même la nourriture! Les gens possédaient une photo d'eux alors qu'ils avaient 55 ans et ils ne parlaient entre eux que des événements de l'époque. Il n'était pas permis de discourir sur aucun événement survenu après 1959, pas même en lien avec leur carrière ou leur famille. Il s'agissait donc de donner tous les signaux au corps d'une personne plus jeune de 20 ans. Au bout d'une semaine — seulement une semaine! —, les symptômes de vieillissement avaient commencé à s'inverser. Ces personnes devenaient plus souples dans leurs mouvements; leur vue, leur audition et leur mémoire s'étaient améliorées, même leur apparence avait commencé à changer. Certaines avaient délaissé leur canne; d'autres avaient plus de dextérité et d'autres encore, un meilleur appétit avec un gain de poids significatif.

La docteure Langer en a conclu qu'« avec un état d'esprit approprié, nous avons le pouvoir d'agir sur la réalité externe comme sur la réalité interne de notre physiologie et de nos processus de vieillissement ». Étant donné que le mental de ces personnes avait voyagé dans le passé, le corps physique avait commencé à s'adapter à cette nouvelle programmation! Nous pouvons déduire que le vieillissement s'opère non seulement dans nos cellules par une certaine programmation naturelle, mais qu'il résulte aussi d'un processus mental.

Du fait de l'accumulation des années, nous savons mentalement que nous vieillissons et cela affecte notre corps. En quelque sorte, le vieillissement est une affaire de conscience collective. Cette conscience s'imposerait à nous, et comme les années s'accumulent, nous « déciderions » intérieurement de vieillir. Nous nous programmerions nous-mêmes à décliner. C'est ce que les générations précédentes ont toujours fait!

Bien sûr, des facteurs de stress comme le bruit, l'alimentation dénaturée, les polluants, la cigarette, l'alcool, les émotions négatives, affaiblissent notre corps et notre esprit au fil des années. Mais est-ce que le vieillissement tel que nous le vivons actuellement est normal? Il n'existe aucune preuve scientifique à cet effet, c'est simplement un état de fait.

Si nous voulons commencer à «rajeunir», avant d'investir dans des suppléments de toutes sortes, nous pourrions commencer par cesser de dire que nous vieillissons et investir d'abord et avant tout dans des pensées qui nous inspirent la jeunesse, la forme, la santé. Cela me rappelle les propos de Deepak Chopra[7-9], qui affirme également que le temps dépend de nos perceptions, avançant même que le passé, le présent et le futur pourraient exister simultanément…

Dans les années 1970, les travaux du docteur Keith Wallace, aux États-Unis, démontrèrent également que le vieillissement pouvait être contrôlé par la pratique de la méditation[10]. Cette dernière induit un état de profond repos à la fois du corps et de l'esprit. Le métabolisme baisse de façon notable, traduisant un état de repos des plus puissants avec une réduction des demandes en oxygène dans tout le corps.

Certaines études ont démontré que les personnes qui pratiquaient assidûment la méditation étaient biologiquement plus jeunes que les personnes appartenant au groupe de contrôle[11]. Cela se traduisait par une diminution de la tension artérielle, une meilleure vision rapprochée, une discrimination auditive accrue et des fonctions cognitives améliorées.

Voilà qui est intéressant; le temps ne serait donc pas linéaire comme notre système nerveux le croit. Tout cela semble issu de la science-fiction, et pourtant nous parlons d'expériences scientifiques. Il semble que les choses ne soient pas aussi simples que notre logique voudrait le croire. Bien que ces découvertes nous étonnent, nous devons garder un esprit ouvert, car elles apportent un nouvel éclairage sur notre réalité, notre quotidien et, par extension, sur la maladie.

DE QUOI SOUFFRONS-NOUS AU JUSTE?

Plus la compréhension de l'être humain se raffinera, plus la conception de ce qu'est la maladie aura un sens réel. Cela demande une vision globale de l'homme et une compréhension à 360 degrés du processus maladif qui est en train de s'installer.

L'Organisation mondiale de la santé (OMS) a répertorié à ce jour plus de 12 000 maladies. Qu'en sera-t-il demain? Autant de maladies, autant de remèdes et de médicaments, mais aussi autant de liaisons manquées entre toutes ces maladies et leurs causes profondes et souvent identiques au départ. La plupart des maladies présentent des dénominateurs communs. Elles ne sont que des effets différents partageant les mêmes causes. Ainsi, lorsque nous sommes malades, c'est que nous présentons un état maladif, mais nous ne souffrons pas nécessairement de plusieurs maladies à la fois.

D'ailleurs, le concept même de maladie, pourrait-on dire, est appréhendé par notre mental, mais il n'a aucune connotation pour le corps lui-même. Par souci de présumée simplification et de compréhension à son niveau, la psyché humaine a tout divisé et séparé. Mais toute maladie n'est jamais simple et sans compromis sur tout le reste du corps. Toute altération métabolique a une influence à des niveaux et dans des directions multiples.

À la rigueur, on peut se demander si la maladie a une réalité en soi. Ce que nous éprouvons, ce sont d'abord des malaises et non des maladies. La maladie est un état physiologique et psychologique dans lequel le bon fonctionnement de l'organisme est affecté. Ce que nous éprouvons n'est jamais la cause de la maladie. Il faut remonter à la source biochimique pour trouver le maillon défectueux qui enclenchera une série de cascades aboutissant finalement aux symptômes. Entre la source et le symptôme, il y aura une infinie perturbation des mécanismes biochimiques, sans pour autant qu'une maladie se déclare.

Il faut examiner les causes biologiques de nos malaises, mais il faut aussi enquêter du côté de notre mode de vie, de notre environnement, de nos émotions, de nos pensées pour reconstituer le portrait global et trouver le chaînon manquant.

Le prochain chapitre abordera certaines des différentes facettes de notre mode de vie pour les mettre en lien avec notre santé physique, cognitive et mentale.

CHAPITRE 3

NOS ALLIÉS ANTI-VIEILLISSEMENT ET PRO-SANTÉ

Je me souviens de ces premières années à la salle des urgences de l'hôpital Maisonneuve-Rosemont, où un de mes confrères, qui ne manquait pas d'originalité, avait l'habitude de noter au dossier médical d'une octogénaire : « Jeune citoyenne de 81 ans encore verte qui se présente à l'urgence pour un problème de… » Il laissait entrevoir par cette description non pas de l'impertinence, mais plutôt toutes les facultés que possédait encore cette dame âgée, dotée d'un physique sain et d'un intellect encore vif.

Vieillir ne devrait pas être synonyme de maladie physique ou mentale et encore moins de dépendance à des soins chroniques. Et pourtant, c'est souvent le cas de nos jours. Nous vivons plus vieux, mais nous sommes malades plus longtemps et sommes physiquement plus fragiles que nos ancêtres. Au Canada et en France, l'espérance de vie est d'environ 82 ans. Je crois fermement que celle-ci pourrait être majorée de plusieurs années avec l'application de ressources scientifiques reconnues à travers le monde et en misant davantage sur la qualité de notre style de vie.

Il importe de privilégier des solutions simples, pratiques et efficaces qui, à long terme, respectent l'individu dans sa globalité. Plus que jamais, l'hygiène de vie (physique et psychique), combinée à un environnement sain, devient le « nerf de la guerre » pour vivre vieux et surtout vivre mieux.

LE RÔLE DES SUPPLÉMENTS

Plusieurs études reconnaissent l'apport bénéfique de la prise de multivitamines, de minéraux et d'antioxydants[1-3]. Ce n'est pas parce que vous ne faites pas de rachitisme ou de scorbut que vous ne manquez pas de vitamine D ou C, car ces maladies ne sont que les manifestations extrêmes de leurs carences. Bien avant l'apparition de ces maladies, notre corps a cessé de fonctionner de façon optimale. Les études montrent que les multivitamines aident à prévenir notamment le cancer, les maladies cardiaques, les maladies chroniques et nerveuses, et même le vieillissement en général[4-10]. C'est un peu comme si notre compte en banque, désormais bien garni, disposait des sommes nécessaires pour que nous puissions agir rapidement en cas de dépense imprévue.

L'ajout de suppléments peut améliorer la santé ou même ralentir, dans certains cas, le processus dégénératif et oxydatif lié au poids des années. D'ailleurs, la majorité des médecins prennent des suppléments même s'ils n'en prescrivent pas toujours à leurs patients. Selon une étude américaine de 2006, 81 % des professionnels de la santé prenaient un complément de multivitamines et minéraux[11].

Un régime alimentaire équilibré ne garantit absolument pas qu'un individu y comble tous ses besoins. Notre mode de vie moderne, avec tout ce que cela implique : stress, pollution, sommeil de mauvaise qualité, repas au restaurant dont la teneur des ingrédients nous est inconnue, café, alcool et sucre, fait que même une alimentation qui peut sembler adéquate ne garantit pas un apport optimal de minéraux, de vitamines, d'acides aminés et d'acides gras essentiels. De plus, la qualité de l'assimilation demeure très variable d'un individu à l'autre. En outre, certains médicaments (les statines, les antiacides, les contraceptifs oraux et bien d'autres) peuvent diminuer la production ou l'assimilation de nos propres vitamines et minéraux[12, 13]. Ainsi, la prise de contraceptifs oraux fait augmenter les besoins en vitamine B (principalement la B_6)[14-17], et en zinc[18, 19], alors que les statines diminuent de 25 % notre antioxydant cardiaque naturel, la coenzyme Q10[20]. En outre, des études ont démontré qu'une mauvaise absorption des vitamines B_{12} ou une transformation non adéquate de l'acide folique abaisse le niveau de mélatonine[21-23], hormone antivieillissement et régulatrice de notre sommeil[24, 25].

Prendre certains suppléments selon un dosage approprié peut améliorer notre qualité de vie et procurer une protection contre les maladies. Un individu présentant une maladie chronique devra les prendre de façon assidue et à long terme. Les personnes âgées, les femmes enceintes et les enfants sont particulièrement concernés. Les personnes âgées absorbent moins bien les nutriments en vieillissant ; de plus, leur régime alimentaire est souvent inadéquat en raison d'un manque d'appétit ou de troubles de mastication.

Quant aux femmes enceintes, elles doivent prendre de l'acide folique pour réduire la fréquence des malformations du tube neural (ébauche du système nerveux), et il est reconnu que la prise de multivitamines réduit aussi la fréquence des leucémies[26-28]. Chez les enfants, les suppléments vitaminiques et minéraux ainsi que les acides gras essentiels augmentent la qualité de l'apprentissage scolaire et des performances cognitives (concentration, mémoire, vivacité d'esprit)[29-34].

Il faut toutefois émettre quelques réserves. Certains endocrinologues et médecins qui prônent la médecine anti-âge font étalage de suppléments que je qualifie parfois d'excessifs, alors que nous ne connaissons pas vraiment les effets à long terme de ces substances. Nous ne savons rien des effets de certains suppléments à haut dosage sur notre santé à long terme. Les suppléments sont des ajouts indispensables dans bon nombre de cas, mais ils ne font pas partie de la diète à proprement parler ; rien ne vaut une saine alimentation au départ.

Actuellement, les oméga-3 et la vitamine D me semblent être les suppléments indispensables pour optimiser notre santé et ces deux produits peuvent avoir un effet préventif sur plusieurs maladies lorsqu'ils sont pris de façon continue. Mais la patience est de mise. De façon générale, il faut aux suppléments vitaminiques, minéraux et composés issus de plantes plusieurs semaines, et souvent des mois, pour produire les effets thérapeutiques désirés. Comme je le dis souvent à mes patients, il est aussi nécessaire de regarder les effets encourus par la prise de certains produits : il faut toujours que les effets bénéfiques supplantent les effets indésirables et nocifs.

Les suppléments à base d'herbes agissent souvent comme régulateurs de l'organisme. Nous devons réaliser que les plantes, contrairement aux animaux, sont enracinées dans le sol et donc incapables de fuir les éléments de stress ou dangereux pour leur survie. Elles ont donc développé un système d'adaptation incroyable en synthétisant diverses substances, divers phytonutriments qui ont stimulé une réponse cellulaire de stress ou d'adaptation (que nous nommons l'hormésis) et dont l'homme ou l'animal peuvent à leur tour bénéficier avantageusement. En effet, l'hormésis entre les espèces (xenohormésis) confère aux règnes supérieurs des protections encore plus grandes. Il est intéressant de réaliser à quel point l'entraide entre les règnes minéral, végétal, animal et humain permet une meilleure adaptation face aux stress de tout genre, qu'ils soient bactériens, environnementaux, etc. Un exemple nous vient du resvératrol (familles des stilbènes), cet antioxydant produit par les raisins et que l'on trouve dans le vin. En plus de son action anti-oxydante, il agit, en dose modérée, comme antivieillissement et cardioprotecteur. Mais, ici encore, il faut éviter les généralisations hâtives, car l'alcool, selon certains chercheurs dont le docteur Amen, serait préjudiciable aux personnes qui sont sujettes aux démences.

Les effets secondaires des phytonutriments sont en général minimes, mais ils peuvent entrer en conflit avec une médication prescrite, d'où l'importance d'aviser son médecin de tous les suppléments consommés. De son côté, le médecin doit s'informer, dans la mesure du possible, sur les interactions pharmacologiques entre les suppléments et les ordonnances pharmaceutiques, mais je dois avouer que cela n'est guère facile parfois étant donné la multitude de produits concernés.

Une épidémie : la carence en vitamine D

Si je n'avais qu'une seule vitamine à vous suggérer, ce serait la vitamine D. En mai 2007, j'ai eu l'honneur de rencontrer le docteur Michael Holick, biochimiste et endocrinologiste à Harvard, auteur de plus de 400 publications scientifiques portant sur la vitamine D. Ses recherches m'ont ébahi. Il y a 30 ans, il aurait été très ennuyeux de parler de vitamine D puisque sa principale indication était jusqu'alors le traitement du rachitisme chez l'enfant, maladie que je n'ai rencontrée qu'à quelques occasions dans ma vie. Durant mes études médicales, on mettait l'accent sur l'intoxication aux vitamines et principalement à la vitamine D qui était survenu chez des gens qui ne mangeaient que du foie d'ours polaire ! Comme la plupart des médecins, j'ai prescrit la vitamine D au faible dosage recommandé, craignant un surdosage, mais à bien y réfléchir, qui a déjà vu une intoxication à la vitamine D ? Je n'en ai vu qu'à une seule occasion chez une femme âgée de 80 ans qui, par mégarde, avait pris des centaines de gouttes de vitamine D quotidiennement, croyant qu'il s'agissait de gouttes pour se relaxer… Elle n'avait subi aucun symptôme étant donné que tout cela n'avait duré que quelques semaines.

Mais, aujourd'hui, voilà que la vitamine D devient un enjeu majeur pour la santé dans le monde entier. C'est la vitamine de l'heure sur la planète. Le monde est carencé en vitamine soleil ! Selon certains experts, on peut parler de pandémie. On estime que 30 à 80 % de la population américaine et canadienne souffre de carence en vitamine D. Statistique Canada, en 2010, annonçait que 3 000 000 de personnes affichaient un taux sanguin déficient en vitamine D par rapport à la norme optimale. En 2012, dans un article du *Figaro*, l'Académie de médecine statuait qu'environ 50 à 70 % de la population française était carencée en vitamine D, expliquait le professeur Bernard Salle lors de sa présentation intitulée *Statut vitaminique, rôle extra osseux et besoins en vitamine D* : « La prise de vitamine D devrait être systématique chez toutes les personnes de 50 ans et même pour les enfants, le tout sans risque d'hypercalcémie. » Toujours selon ce spécialiste, l'Institut de veille sanitaire constatait que les adultes originaires d'Afrique et du Moyen-Orient vivant en France ont un risque plus élevé de développer un déficit sévère en vitamine D en raison, notamment, de la pigmentation de la peau foncée et aussi d'un style vestimentaire ne permettant pas une exposition suffisante aux rayons solaires. Même en Afrique et en Inde, on constate des carences tout aussi marquées qu'en Amérique du Nord.

Une protection contre plusieurs maladies grâce à la vitamine D

La littérature scientifique sur les effets positifs de la vitamine D sur la santé foisonne. Depuis une dizaine d'années, plusieurs grands experts nous disent à quel point elle est la vitamine par excellence.

De plus en plus d'études semblent indiquer un lien entre la carence en vitamine D et certains types de démence. En 2014, dans la revue *Connections* qui regroupe les plus récentes recherches dans le domaine médical, Joel Dahms mentionnait que nous avions sous-estimé les résultats démontrant une relation entre le faible taux de vitamine D et les troubles cognitifs, dont la maladie d'Alzheimer[35]. Dans la revue *Neurologie* du mois d'août 2014, les scientifiques ont présenté les résultats d'une étude menée sur près de 2000 femmes. Les patients qui étaient modérément carencés en vitamine D avaient 51 % plus de chances de développer des démences de toutes sortes. Celles qui avaient une carence sévère voyaient leur risque augmenter de 122 % par rapport à celles qui avaient un taux normal de vitamine D. Une autre étude d'envergure dans le *Journal of Alzheimer's Disease* démontra les mêmes résultats[36]. Les auteurs suggèrent que les bas dosages de vitamine D affectent la cognition et la mémoire par un phénomène neurodégénératif et vasculo-dégénératif. En effet, il y a plusieurs récepteurs de vitamine D au niveau cérébral. Parmi ceux-ci, on trouve l'hippocampe, qui est le siège de la mémoire. De plus, le manque de sommeil, tel que rencontré dans nos sociétés modernes, pourrait être relié à de faibles taux de vitamine D[37].

Par ailleurs, les statistiques ont démontré une augmentation des incidences de cancer du sein, de la prostate et du côlon dans les régions situées aux latitudes supérieures (nord de l'Amérique), régions où la vitamine D solaire est peu disponible. Les enfants qui prennent un supplément de vitamine D ont démontré une incidence à la baisse de 30 % pour le diabète de type 1[38]. Chez les adultes prenant une quantité suffisante de vitamine D, plusieurs autres maladies se sont révélées à la baisse : la dépression saisonnière, la maladie d'Alzheimer, le cancer, la dégénérescence maculaire, la douleur musculaire, la sclérose en plaques[39], l'ostéopénie (baisse de calcium dans l'os), l'hypertension, le diabète, les maladies cardiaques, les allergies, l'asthme et l'autisme[40-42]. Cette baisse est variable selon les maladies, mais significative. Voilà un élément préventif de tout premier ordre et une solution santé peu coûteuse.

On ne peut conclure à une panacée, mais la documentation scientifique tend à qualifier aujourd'hui cette vitamine de « remarquable » et considère que tous les efforts devraient être déployés pour corriger la carence en vitamine D. Une étude récente a ainsi démontré une baisse de 90 % des infections des voies respiratoires supérieures avec une dose quotidienne de 2000 UI pendant des mois[43, 44]. Voilà une bonne nouvelle pour se prémunir contre la grippe qui frappera de nouveau l'automne prochain. Advenant un début de grippe, j'ai observé qu'une dose massive de 40 000 UI par jour pendant 3 jours fait régresser les symptômes.

Une équipe de recherche de l'Université McGill a mesuré, en 2007, les niveaux de vitamine D dans le sang de 2100 femmes âgées de 18 à 79 ans. Les femmes qui avaient des niveaux plus élevés en vitamine D avaient les télomères les plus longs. Les télomères sont les sections terminales de l'ADN. Comme ils raccourcissent avec l'âge, de plus longs télomères sont considérés comme un signe de jeunesse biologique. On peut donc penser qu'un taux optimisé de vitamine D pourrait aussi avoir un effet antivieillissement sur le corps.

Bref, cette vitamine soleil n'a pas fini de nous surprendre et d'autres bienfaits restent encore à découvrir.

La vitamine D, l'hormone soleil

La vitamine D est beaucoup plus qu'une simple vitamine. Elle agit comme une hormone (stérol) à différents niveaux et permet de contrôler les taux de calcium et de phosphore, le métabolisme des os et les fonctions neuromusculaires. La vitamine D est reconnue par presque tous les tissus humains et elle joue donc un rôle plus important que celui de simple traitement de l'hypocalcémie osseuse (baisse de calcium).

Notre principale source de vitamine D est le soleil. Le docteur Holick, en 2007, signalait qu'une simple exposition au soleil du zénith pendant 30 minutes, sans crème solaire, produisait une augmentation de vitamine D entre 15 000 et 20 000 unités. Une exposition de 12 minutes au soleil avec seulement 50 % de la surface du corps exposé donne environ 3000 UI. Quelle générosité, quel don de la nature pour une simple et seule exposition ! Le soleil est l'élément le plus important pour la vie ici sur terre et celui-ci nous fournit 95 % de nos réserves en vitamine D et probablement beaucoup d'autres éléments par son rayonnement sur le corps.

Le risque de cancer de la peau ne fait pas le poids par rapport à tous les bienfaits que nous procure le soleil. Je suggère de n'utiliser une crème solaire que 20 minutes après une exposition au soleil. Voilà une thérapeutique simple, utile et parmi les moins coûteuses. Les personnes obèses et les personnes à la peau foncée auront besoin d'une plus grande exposition solaire, l'embonpoint mobilisant la vitamine D et une peau foncée faisant écran au soleil. Évidemment, une exposition prolongée, même avec une crème solaire, est à déconseiller. Une surexposition devient une intoxication.

Il y a très peu de vitamine D dans notre alimentation: on la trouve en petite quantité dans les huiles de poisson (200 à 500 UI), certains champignons, et dans les aliments auxquels elle a été ajoutée, tels que le lait et le jus d'orange (120 UI).

La déficience en lumière solaire est un mal planétaire. La vitamine D est la seule vitamine connue à être synthétisée par le soleil et ce dernier est la principale source de vitamine D que le corps puisse recevoir. Nous sommes sédentaires et nous vivons beaucoup à l'intérieur en raison du froid, si bien que notre exposition au soleil devient minimale. Par temps chaud, nous sommes « conditionnés intérieurement » par l'air climatisé qui envahit nos maisons, nos voitures, nos commerces. Les jeunes, trop souvent sédentaires, restent enfermés pendant des heures devant la télévision ou l'ordinateur.

L'utilisation de crèmes solaires en continu ne fait qu'ajouter à cette pauvre conversion de la vitamine D par les mélanocytes sous l'effet des rayons UVB. Une crème écran solaire à indice de protection 8 diminue de 92 % la synthèse de la vitamine D et une crème à indice de protection 15 la diminue de près de 99 % ! De septembre à avril, l'inclinaison solaire étant plus oblique, notre corps ne permet pas une synthèse suffisante de la vitamine D et même en été, avant 10 heures le matin ou après 15 heures l'après-midi, une quantité moindre de vitamine D est synthétisée par notre peau en raison de l'inclinaison solaire. Cependant, les effets brûlants du soleil sont moins nocifs à ces heures. Il ne faut pas négliger le fait que la pollution et les nuages bloquent en partie les rayons ultra-violets bienfaisants.

La déficience en vitamine D est donc un problème extrêmement fréquent, aux conséquences sérieuses en matière de santé, que vous viviez en Floride, en France ou dans le nord du Québec. Quatre-vingt-dix-huit pour cent des personnes vivant dans un établissement de santé de longue durée sont carencées en vitamine D[45, 46]. Sortir l'été est important et même sous une ombrelle, la synthèse de la vitamine D est malgré tout faiblement opérante. Il ne faut pas oublier que le soleil était le seul médicament avant les antibiotiques pour traiter la tuberculose et le rachitisme.

Comme notre alimentation produit peu de quantités de vitamine D et que les sources de soleil sont souvent absentes dans nos régions, je recommande à mes patients de prendre 2000 UI de vitamine D par jour l'été, et 3000 UI pendant les saisons froides. La vitamine D est une vitamine liposoluble et donc il est facile d'en faire une provision, une seule dose de 14 000 UI par semaine pourrait faire autant de bienfaits en général.

Il y a quelques recherches qui assombrissent pourtant le tableau en soulevant la possibilité qu'un surplus de vitamine D, menant à un surplus de calcium absorbé, augmenterait le risque de calcifications vasculaires. On retrouve fréquemment du calcium avec du cholestérol dans les plaques athéromateuses qui bloquent les vaisseaux sanguins. Il y aurait donc une théorie voulant que trop de calcium sanguin puisse calcifier les artères. Mais que se passe-t-il lorsque le calcium est absorbé et qu'il se retrouve dans le sang ? Normalement, une vitamine bienfaisante qu'on appelle la vitamine K2, la ménaquinone (qui n'est pas la vitamine K1 qui intervient davantage dans la coagulation sanguine), prend le calcium sanguin et l'apporte au réfrigérateur minéral, le squelette, qui le stocke. En effet, l'ossature est l'endroit où les minéraux se déposent en attendant d'être sollicités par le corps en général. On a découvert depuis 2004 que cette vitamine K2 est impliquée avantageusement dans les métabolismes cardiovasculaires et osseux, dans la croissance et dans la réduction des états inflammatoires. La ménaquinone est indispensable à la santé cardiovasculaire, osseuse et dentaire. La vitamine K2 devrait être ajoutée à tout supplément de vitamine D, car elle contribue adéquatement au travail de calcification des os et de plus, selon certaines études, elle jouerait un rôle préventif pour les maladies cardiaques, les états inflammatoires et même les cancers[47-50]. Certaines compagnies qui mettent en marché la vitamine D ajoutent d'emblée la vitamine K2 dans leurs compositions.

Les oméga-3, EPA et DHA

Je ne saurais passer sous silence ces étonnantes molécules de gras que l'on nomme oméga-3. Je me souviens de mes jeunes années passées chez ma grand-mère. Durant les mois d'hiver, elle m'incitait à boire un liquide jaune, épais et nauséabond en me disant : « Tu seras plus fort pour combattre la maladie. » Cela ne suffisait pas à me faire aimer cette huile de foie de morue qui à la moitié de la bouteille était probablement déjà rancie ! Me pinçant le nez, j'avalais en faisant la grimace et j'espérais que, le lendemain, elle oublierait de tant m'aimer. Mais voilà que 50 ans plus tard, je me dois de faire l'éloge de cette même huile.

J'ai écrit, en 2007, un article traitant des oméga-3 dans la prestigieuse revue *Le Clinicien*, pour inciter les médecins à découvrir et à prescrire cette huile miracle. Il faut préciser que nous parlerons d'une fraction des oméga-3, cette fraction bien étudiée que nous appelons EPA et DHA. Des milliers d'articles scientifiques ont, depuis, fait la manchette dans tous les journaux médicaux sur la supplémentation en EPA et DHA.

Il y a 20 ans, nous avons troqué les gras pour les glucides dans notre alimentation, avec les résultats que nous connaissons aujourd'hui : augmentation du diabète, de l'obésité, des maladies cardiaques, de l'arthrite et même des cancers. Pourtant, le gras est un élément noble, 80 % de notre cerveau est composé de gras et d'eau. En Amérique du Nord, nous avons un déficit en gras oméga-3 au profit des oméga-6, alors que la diète méditerranéenne bénéficie d'un rapport équilibré en oméga-3 et en oméga-6. Lors d'un symposium en neurologie à l'Université de Georgetown, la docteure et neurologue Catherine Willer et le docteur Jay Lombard ont largement discuté des études faites à Harvard avec l'EPA et le DHA. Les oméga-3, surtout la portion DHA, sont les alliés du cerveau. Ils aident à prévenir et à combattre la dépression, les troubles de mémoire, la maladie d'Alzheimer et les troubles de déficit d'attention.

La maladie d'Alzheimer pourrait trouver sa source dans les fibres d'amyloïde, sortes de déchets qui entourent les neurones et empêchent la communication entre nos cellules nerveuses, ainsi que dans un taux d'insuline trop élevé qui créerait une inflammation de nos cellules nerveuses, d'où l'appellation de diabète de type 3. D'un autre côté, les recherches pointent également comme facteurs étiologiques des particules protéiniques pathogènes appelées prions que nous trouvons dans les viandes animales et qui infecteraient nos neurones. L'avenir nous dira lesquels de ces facteurs sont les plus importants, mais pour l'instant, les mesures préventives telles que les suppléments d'oméga-3, dont le DHA et l'EPA, la proline polypeptide, une alimentation moins riche en viande et en sucre, et la vitamine D3 pourraient diminuer les risques de développer la maladie d'Alzheimer.

De son côté, la portion EPA réduit davantage le processus inflammatoire promoteur des maladies vasculaires tels les maladies cardiaques, les accidents vasculaires cérébraux, le diabète, etc. On trouve les acides gras EPA et DHA dans les poissons et surtout dans le krill. Les huiles végétales, principalement le chanvre et le lin, renferment des oméga-3, mais seulement 5 à 10 % de ceux-ci sont transformés en EPA et DHA. Il est préférable de manger les petits poissons qui contiennent moins de mercure que les gros poissons comme le thon, et s'en tenir à deux ou trois repas de poissons gras en général par semaine.

Je lance ici un cri du cœur pour l'EPA et le DHA ; c'est un supplément alimentaire essentiel que nous devrions prendre tous les jours à dose de 1,5 gramme (EPA et DHA totaux) minimum et nous pourrons doubler la dose si des processus maladifs sont en cours. Nous devons exiger une qualité pharmaceutique pour éviter les surcharges en métaux lourds, étant donné que les gras absorbent les toxines et les métaux lourds. Rien n'est plus dangereux que de prendre un supplément de piètre qualité.

Les probiotiques

Que sont ces micro-organismes qui font beaucoup parler d'eux ? Ces petites bestioles qui soutiennent la vie (*probios*) sont indispensables à la santé et veillent à l'intégrité de notre système digestif. Le concept de probiotique fut introduit la première fois par le docteur Élie Metchnikoff, scientifique russe qui reçut le prix Nobel en 1908. Il avait émis l'hypothèse que la longévité des populations des Balkans était due en partie à la consommation de lait fermenté qui contenait des micro-organismes. Presque un siècle plus tard, on est à même de prouver les bénéfices incontestables de ces bactéries saprophytes.

Les probiotiques synthétisent plusieurs vitamines (dont la B12) et dégradent les toxines. Les deux groupes les plus connus sont les lactobactéries et les bifidobactéries. Cette microflore intestinale aide à prévenir l'invasion de micro-organismes pathogènes et à assurer l'immunité de notre tractus digestif. Il est surprenant de réaliser que nous avons plus de micro-organismes à l'intérieur de notre système digestif que d'organismes qui composent notre corps entier. Aujourd'hui, plus de 100 compagnies distribuent des probiotiques de toutes sortes sans nécessairement garantir qualité, viabilité et efficacité. Chaque formule est différente et chacune d'entre elles a ses espèces: Lactobacillus acidophilus, Bifidobacterium lactis et des souches particulières, L. Acidophilus NCFM ou L. Acidophilus 1195, etc. Les souches sont d'une importance capitale lorsqu'on désire traiter des pathologies particulières.

Les conditions environnementales toxiques et l'usage de pesticides et d'herbicides ont dévitalisé nos sols, réduisant graduellement les probiotiques naturels. Cette baisse significative de la qualité nutritive de nos plantes, de nos légumes et de nos fruits se répercute sur l'approvisionnement insuffisant de probiotiques dans l'ensemble de notre système gastro-intestinal. De plus, notre alimentation modifiée et l'usage fréquent d'antibiotiques ont fini par appauvrir notre propre flore intestinale, à un point tel que ces organismes salutaires sont en nombre insuffisant chez la plupart d'entre nous. L'ajout de probiotiques chez les gens de 50 ans et plus favorise une bonne santé intestinale. Des aliments fermentés comme le kéfir, le miso sont également riches en probiotiques.

Les Lactobacillus acidophilus se retrouvent dans la bouche, l'intestin, le côlon et au niveau vaginal. Ces probiotiques aideront à diminuer la virulence et la prolifération de cette mycose qu'est le Candida albicans, hôte fréquent et indésirable.

Les effets bénéfiques associés à la prise de probiotiques sont nombreux: ils favorisent une fonction intestinale normale, diminuent la constipation ou la diarrhée, favorisent la fabrication de certaines vitamines, aident à garder l'équilibre de la flore intestinale, réduisent la fréquence des vaginites à Candida, diminuent l'inflammation intestinale, telle que rencontrée dans les cas de colite ulcéreuse, la maladie de Crohn, et pourraient même faire baisser l'incidence des cancers colorectaux[51].

Les probiotiques, en assurant l'équilibre immunologique du tractus gastro-intestinal, diminuent grandement les allergies et les intolérances alimentaires, les incidences de diarrhée des voyageurs ainsi que les diarrhées et les dérangements intestinaux après des antibiothérapies. Il faut se rappeler que près de 40 % des ordonnances d'antibiotiques créent un déséquilibre gastro-intestinal et l'addition de probiotiques pendant six mois à la suite de la prise d'antibiotiques est recommandée pour rétablir la flore intestinale.

Une étude publiée en 2008 dans *Pediatrics* démontrait aussi que les probiotiques pouvaient réduire l'incidence et la durée des infections respiratoires chez les enfants âgés de trois à cinq ans. Plusieurs autres études ont également montré une baisse significative des diarrhées chez l'enfant et de l'incidence de Clostridium difficile chez l'adulte. Il serait important d'avoir une approche préventive auprès des patients hospitalisés en leur donnant des probiotiques avant et pendant leur séjour à l'hôpital.

UNE BONNE ALIMENTATION, UNE PORTE VERS LA SANTÉ

Grâce aux avancées de la science, nous réalisons de plus en plus l'importance d'une saine alimentation. Une exigence croissante pour des aliments de qualité nous fait rechercher le meilleur régime alimentaire : que ce soit le végétarisme, la macrobiotique, la diète hyper protéinique, Atkins, la diète méditerranéenne, paléolithique, etc. Il semble actuellement que la diète méditerranéenne possède beaucoup d'avantages pour la santé avec sa combinaison de légumes frais, fruits, poissons, huile, noix, œufs, yogourt, fromages, céréales, vin, laissant peu de place aux aliments sucrés et à la viande rouge.

Je ne saurais trop insister sur la qualité de l'alimentation comme facteur de prévention et même de guérison. Plusieurs études scientifiques présentées lors des symposiums internationaux, comme ceux de l'Institut de médecine fonctionnelle, nous montrent à quel point une alimentation équilibrée et riche en légumes (comme la diète méditerranéenne) a un effet protecteur contre des maladies comme le diabète, les maladies cardiovasculaires, les cancers et aussi les maladies dégénératives que nous rencontrons trop souvent actuellement, telles les démences et la maladie d'Alzheimer.

Les liens entre l'alimentation et la dépression

Le parallèle entre le cerveau et l'abdomen est étonnant. Une bonne alimentation a un effet crucial non seulement sur la santé physique, mais aussi sur la santé mentale, en soutenant le bon mécanisme de production des catécholamines, ces protéines qui sont des neurotransmetteurs favorisant le bien-être mental, mais produites dans l'intestin d'abord. Ce qui se passe dans l'abdomen, dans notre système digestif, influencera même notre humeur. Ainsi, la dépression n'est pas seulement une question de désordre émotionnel ou psychique, mais bel et bien une insuffisance moléculaire biochimique qui aurait sa source également dans l'abdomen[52]. Ainsi un trouble d'élimination du foie (qu'on appelle la méthylation) peut favoriser les maladies inflammatoires comme le diabète, les maladies cardiaques et la dépression tout à la fois.

Selon le docteur Hyman de l'Institute for Functional Medicine, 20 % de la population américaine serait prédisposée à avoir des taux d'homocystéine (substance inflammatoire) trop élevés. Le psychiatre Robert J. Hedaya, de l'Université Georgetown, affirme quant à lui qu'un apport nutritionnel peut être d'une grande utilité dans le traitement de la dépression. L'acide folique tout comme la vitamine B12 peuvent jouer un rôle critique pour atténuer la dépression. Ils assurent une meilleure méthylation et l'intégrité de la couche de myéline au niveau cérébral. Avec un apport quotidien de 500 mcg de vitamine B12 et d'acide folique sous forme de 5MTHF (ou folate) à raison de 800 mcg, il est possible de soulager les symptômes de dépression.

Un fait surprenant à constater : la malnutrition et la dénutrition n'existent pas que dans les pays du tiers-monde ; elles sont aussi bel et bien présentes chez nous ! Il est de plus en plus prouvé que notre alimentation et notre style de vie sont liés à l'augmentation des maladies chroniques[53-55].

Je constate que plusieurs des symptômes rapportés par les patients âgés sont souvent éliminés lorsque ceux-ci surveillent leur alimentation. Il est grand temps d'agir, car les troubles cognitifs chez les gens âgés sont à la hausse de façon anormale dans un monde où la technologie médicale se dit avancée. Il n'est pas normal que l'âge qualifié d'or soit à ce point terni par les démences de toutes sortes. Notre environnement toxique, le stress omniprésent et notre nutrition malsaine sont des facteurs précurseurs et aggravants dans près de 50 % des cas de maladies chroniques et dégénératives[56]. Nous ne pouvons plus simplement être spectateurs, nous devons passer à l'action.

Une utopie : la diète universelle

Les régimes sont des signes d'une prise en charge de notre santé, ils ont donc une certaine importance. Il faut néanmoins se débarrasser de l'obsession du pèse-personne et faire table rase avant tout de nos croyances. Tous les régimes à la mode peuvent avoir une certaine valeur, mais notre façon dogmatique de voir et d'appliquer ces différents régimes embrouille et complique une chose pourtant bien simple : notre alimentation quotidienne. À la base, il faut rechercher une alimentation variée avec des propriétés anti-inflammatoires (sans gras trans et sucres raffinés).

Depuis notre jeunesse, notre alimentation a énormément changé ; nous allons chercher des aliments qui répondent à notre âge et à nos besoins.

Plusieurs prônent le végétarisme en Amérique du Nord, mais ce dernier ne peut s'appliquer toujours, en tout lieu et pour tous. Il n'y aura jamais de régime universel et permanent. Puisque tout est cyclique, la nourriture pourra varier au cours des époques. L'homme est en changement et il en sera ainsi pour son alimentation. La femme enceinte soudainement a des goûts variés et une alimentation plus généreuse témoignant de son nouveau rôle d'ingénieure et de bâtisseuse. L'Inuit du Grand Nord a davantage besoin de viande et de gras pour survivre. Lui imposer le végétarisme ou, pire encore, le gaver de sucre, c'est le faire mourir à petit feu. Nul régime ne peut convenir à tous, étant donné nos différences en matière de composition glandulaire, d'évolution et d'âge.

Les conseils alimentaires sont indispensables et il ne faut pas s'improviser diététiste au risque de créer un débalancement nutritif. L'encadrement est indispensable dans la création de toute nouvelle habitude en vue d'avoir un poids santé, et il ne s'agit pas de perdre simplement du poids, mais bien de perdre de la graisse et d'augmenter sa masse musculaire qui devra être inventoriée avec un appareil spécialisé mesurant le pourcentage de gras, de muscle et d'eau du corps.

Beaucoup plus que l'indice de masse corporelle (IMC), l'indice de la composition corporelle complète est un outil indispensable pour évaluer chaque patient qui me consulte. Pour un même poids donné et une même grandeur, l'IMC ne pourra faire la différence entre un obèse et un athlète, ou cette jeune femme de 30 ans, 1 mètre 60 cm et pesant 58 kg qui, avec un IMC adéquat, semble en bonne santé, alors qu'en réalité elle est complètement dépourvue de masse musculaire et possède une masse de gras de plus de 35 % (idéalement on vise moins de 25 %). De plus, il importe de vérifier où se situe la masse graisseuse. S'agit-il d'un homme au ventre proéminent (en forme de pomme), traduisant un syndrome métabolique, ou s'agit-il d'une silhouette en forme de poire qui traduirait plutôt des problèmes inflammatoires et hormonaux ? La photo ci-contre nous montre que deux femmes, en apparence identiques, avec le même IMC, peuvent avoir une composition corporelle complètement différente, ce qui fait varier leur risque de maladie.

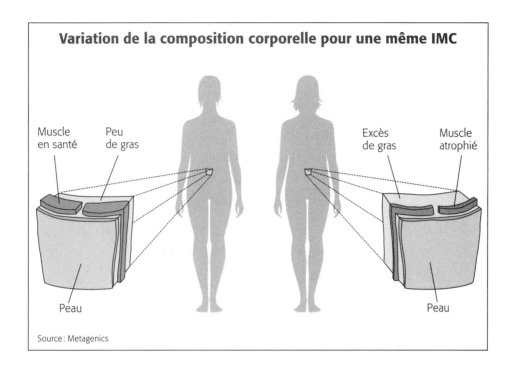

Variation de la composition corporelle pour une même IMC

Muscle en santé
Peu de gras
Excès de gras
Muscle atrophié
Peau
Peau

Source: Metagenics

La menace du sucre

Dans les années 1970, l'industrie alimentaire a tranché dans les graisses pour privilégier les glucides. Selon des données récentes de Santé Canada, la consommation de sucre est passée de 22 kg à 62 kg par année par habitant et chez les adolescents cela dépasse les 75 kg. Nous en récoltons aujourd'hui les conséquences néfastes, qui sont des plus coûteuses. Le diabète a pris des proportions démesurées et inquiétantes.

Et que dire des quantités astronomiques de tous nos liquides sucrés ingurgités? Une boisson gazeuse de format qualifié de normal contient environ 350 ml de liquide; peut-on vraiment qualifier cela de normal? Chaque boisson gazeuse de 350 ml renferme un équivalent glycémique de 8 à 10 cuillerées à café de sucre. Ajoutez une deuxième cannette dans la journée et voilà le pauvre pancréas en difficulté et ne pouvant gérer autant de sucre en si peu de temps. Le livre du docteur Mark Hyman, *The Blood Sugar Solution*, démontre à quel point le diabète n'est pas véritablement une maladie fatale permanente, mais plutôt un dérèglement biochimique au niveau du sucre et de l'insuline qui pourrait se régulariser avec un régime sain, de l'exercice et certains suppléments au départ. Selon sa théorie, en éliminant le débalancement sucre-insuline, des problèmes comme le syndrome métabolique, les maladies cardiaques, les accidents vasculaires cérébraux, l'hypertension pourront diminuer tout autant.

Prendre des succédanés n'est pas une option santé. Mieux vaut réduire sa consommation en diminuant les aliments sucrés. Même les jus de fruits seraient à minimiser ; ils contiennent trop de sucre, même si ce dernier provient de fruits naturels.

Lorsque je crois qu'un patient est à risque de développer du diabète, je demande un test sanguin de provocation avec un dosage du sucre et de l'insuline à jeun, puis un autre test deux heures après avoir ingurgité 75 grammes de sucre. Ce test nous permet de réaliser à quel point certains patients, même si leurs tests de glycémie sont normaux, affichent des taux anormalement élevés d'insuline. Cette résistance à l'insuline est beaucoup plus présente que l'on croit. En corrigeant leur taux d'insuline de façon naturelle, nous éviterons probablement un diabète futur, en plus des autres maladies liées à l'hyperinsulinisme comme l'hypertension artérielle, le syndrome des ovaires kystiques, les maladies vasculaires, les maladies cardiaques, les accidents vasculaires cérébraux et l'obésité, entre autres.

Maintenant que les acides gras trans ont été éliminés dans les écoles de certains pays, notamment au Canada, il faudrait penser à s'attaquer aux produits à haute teneur en sucre pour combattre efficacement l'obésité. Il faut agir maintenant pour le bien de nos adultes de demain.

Sucre, barbecue, friture… et vieillissement

La glycation ou la glycosylation est un mécanisme fondamental du vieillissement cellulaire[57]. La glycation (du mot *glucose*) est cette action du sucre qui caramélise, brunit et dégrade nos protéines. Sous l'effet de la glycation, le sucre détruit nos protéines ou les rend tout simplement toxiques. Regardons de plus près ce phénomène de dégradation moléculaire que je tenterai de simplifier. Si la peau vieillit, c'est à cause de la glycation et par ce fait tous nos autres organes en subissent les conséquences. Tout ce qui est composé de protéines est vulnérable à la glycation. La peau renferme entre autres l'élastine et le collagène. Lorsqu'elles sont glyquées, ces protéines de la peau se rigidifient, se dégradent et peuvent se briser, perdant ainsi leur élasticité et leur tonicité.

En raison de l'augmentation du glucose sanguin, les protéines de tout notre corps seront pour ainsi dire brunies, caramélisées, apportant un lot de produits de dégradation nocifs (l'hémoglobine glyquée, HBA1C, est un exemple dans le suivi des diabétiques). Plus la glycation est élevée, plus le tissu vasculaire vieillit et s'épaissit[58]. Il en va de même pour les protéines dégradées lors de la cuisson par friture ou sur le barbecue, qui brûle intensément les aliments (phénomène de glycation). Les aliments brunis ne devraient pas être consommés ou, du moins, devraient l'être avec modération, car cela équivaudrait à consommer plusieurs cigarettes[59] à chaque dégustation culinaire frite ou un peu trop cuite !

À titre préventif, il faut préférer la cuisson à basse température, éviter les aliments qui font monter le taux de sucre, ce qui diminue les sous-produits de glycation et augmente l'activité des mitochondries[60], ces petites usines à l'intérieur de vos cellules qui produisent la vitalité.

Nous avons l'âge de nos cellules. Si nous regardions sous notre peau, nous pourrions être surpris de l'âge parfois avancé de nos organes. Et n'oublions pas que nous vieillissons de l'intérieur vers l'extérieur, biochimiquement parlant (et même souvent mentalement aussi).

Si nous regardons à l'intérieur du corps, quel est l'âge de nos organes ? Malheureusement, ce n'est pas le Botox qui empêchera le vieillissement cellulaire !

Nos cellules peuvent être endommagées par des molécules agressives appelées les radicaux libres, un peu comme la rouille qui détruit le métal. Toute la pollution atmosphérique nous apporte son lot d'oxydation et même le simple fait de respirer de l'oxygène « oxyde » nos cellules, mais évidemment nous devons continuer à respirer… Par contre, nous pouvons cesser le tabac et diminuer l'alcool et le stress. Lorsqu'on est jeune, le corps fabrique en grande quantité ce que l'on nomme des antioxydants, mais cette production diminue grandement avec l'âge.

Un antioxydant intéressant pour les diabétiques est l'acide alpha-lipoïque, qui a un effet protecteur contre les neuropathies périphériques diabétiques[61, 62] (troubles neurologiques des membres inférieurs), alors que la coenzyme Q10 (CoQ10) protège le système cardiovasculaire. Comme nous l'avons évoqué plus tôt, il est démontré que les statines, bien qu'elles réduisent le cholestérol, abaissent aussi de 25 % la CoQ10, un antioxydant cardiaque naturel et essentiel. Une saine habitude est de donner d'emblée un supplément de coenzyme Q10 à tous les patients souffrant de maladie cardiaque athérosclérotique (MCAS) et d'hypercholestérolémie, et surtout aux gens prenant des statines.

Les statines et le mythe du méchant cholestérol

Un petit mot quant aux statines, ces produits pharmaceutiques que l'on donne parfois de façon abusive dès que se pointe une augmentation du cholestérol ou même un cholestérol avoisinant les valeurs supérieures. Le marketing pharmaceutique est parfois agressif et qualifie le cholestérol d'ennemi à abattre. Il est inopportun de voir des gens âgés sous médication multiple prendre des statines sous prétexte qu'un abaissement majeur du cholestérol va être favorable. Il faut réaliser que le cholestérol est une molécule de gras tout à fait noble et salutaire pour le corps.

Sans cholestérol, pas de vie possible! Les membranes cellulaires en ont grand besoin et les hormones (par exemple, œstrogènes, progestérone, testostérone, DHEA, cortisol) sont en grande partie issues du cholestérol. Le cholestérol ainsi que les lipides sanguins permettent aux vaisseaux sanguins d'être bien «lubrifiés». Sans ces acides gras, les vaisseaux sanguins se détruiraient en quelques années tout au plus sous l'impact des poussées dynamiques des battements cardiaques. Il faut ajouter également que ce n'est pas parce que la plaque d'athérosclérose (qui peut obstruer les vaisseaux sanguins) contient du calcium et du cholestérol que le cholestérol en est la cause. Selon plusieurs médecins, le cholestérol présent dans la plaque s'est déposé pour réparer les irritations et lésions inflammatoires des parois vasculaires.

Parmi ceux que nous appelons les mauvais cholestérols (LDL), ceux de basse densité, plusieurs sont en réalité de bons cholestérols. Ces LDL, qui sont gros et moins denses, sont aujourd'hui qualifiés de cholestérols bons pour la santé. Il faut faire un bilan sanguin pour départager les sous-fractions de ces LDL. Donc, tout n'est pas si simple et surtout pas si mauvais comme on le prétend parfois un peu trop vite.

Les statines possèdent des effets secondaires non négligeables dont parfois la destruction de cellules musculaires (douleur musculaire), l'irritation du foie, les troubles digestifs, les céphalées, etc. Un autre «effet secondaire» des statines, c'est qu'elles rapportent plus de 20 milliards de dollars par année aux grands laboratoires ; en outre, depuis que l'on a abaissé les valeurs normales du cholestérol de 30 %, les profits ne cessent d'augmenter. Il faut donc que la population soit avisée et que les médecins utilisent avec sagesse et science ces produits qui ne sont pas le premier choix pour faire décroître des valeurs trop élevées de cholestérol.

Par contre, depuis quelques années, certaines études ont démontré un effet anti-inflammatoire des statines. En effet, les statines diminueraient les CRP, ces protéines C inflammatoires, ce qui laisse à penser que cela apporterait une certaine protection contre les maladies vasculaires. Des recherches sont en cours et permettront de juger davantage de leur utilité dans les prochaines années.

D'abord et avant tout, un style de vie sain est prioritaire. L'Australie a été le premier continent à interdire l'usage des statines pour corriger les hausses anormales de cholestérol. Le pays reconnaissait leur usage seulement après qu'on a suivi une diète saine pendant six mois. Il ne faut pas envisager que plus le cholestérol est bas, moins il y aura de maladies cardiaques. Même si certaines études épidémiologiques ont démontré cette tendance, il n'en demeure pas moins que d'autres fonctions physiologiques essentielles pourraient être perturbées et dégrader ainsi la santé générale. D'autant plus que certains cardiologues qui accusent le cholestérol d'être à la source des maladies cardiaques estiment qu'il ne l'est que dans 10 % des cas.

Le cholestérol est essentiel au maintien cellulaire et hormonal. À mon sens, un surplus de sucre est plus ravageur qu'un surplus de cholestérol chez les personnes à risque de maladies cardiaques. Voilà un énoncé qui change la perspective nutritionnelle.

Oser les œufs

J'ai la conviction que les œufs sont excellents pour la santé. Pourtant, l'information qui circule au sujet de cet aliment indispensable est souvent déformée. Qu'on se le dise : le jaune contient du bon cholestérol, ce même cholestérol que l'on retrouve dans chacune de nos cellules et qui est le précurseur pour fabriquer nos hormones et même la vitamine D.

Une étude réalisée en 2011 faisait état du fait que manger trois œufs par semaine augmentait les risques de cancer de la prostate. L'étude en question avait suivi plus de 27 000 hommes sur une période de 14 ans. Cette étude en est venue à la conclusion fautive qu'une association entre deux événements signifie un état de cause à effet. Prenons un exemple banal. Nous pouvons remarquer que lorsque des gens se baignent et qu'ils chantent, il existe une association entre deux actions. Mais nous ne pouvons pas en déduire que les gens qui se baignent chantent, ni que les gens qui chantent se baignent. Malheureusement, il y a beaucoup trop de cette littérature pseudoscientifique dont les médias aiment amplifier le caractère sensationnel. Dans le cas de l'étude sur la consommation d'œufs, on a choisi les gros titres accrocheurs pour la publiciser, sans expliquer toutes les prémisses qui entraient dans le protocole de recherche.

Souvent, les déformations surviennent lorsque des conflits d'intérêts divisent les chercheurs et les grandes compagnies pharmaceutiques qui financent les études. De plus, les populations à l'étude sont parfois mal ciblées. Par exemple, on ne se préoccupe pas de savoir s'il y a des fumeurs ou non dans le groupe, si ces personnes consomment des gras trans, etc.

Il faut être vigilant et regarder quel message veut être mis en valeur et surtout quelles notions ne sont pas divulguées. À nous d'être à l'affût des informations, de nous montrer pointilleux et sceptiques devant toutes ces publicités scientifiques. Il faut faire la part des choses et réaliser que la science est parfois erratique lorsqu'il y va de son profit aux dépens des intérêts de l'homme.

Alors, intégrez des œufs dans votre journée et savourez les bienfaits qu'ils produisent sur votre santé. De préférence, recherchez les œufs biologiques et issus de poules élevées en liberté dont le jaune est foncé ou même orangé. Évitez les œufs battus et surtout de trop cuire le jaune, ce qui oxyde et dénature le bon cholestérol qui y est inclus.

Manger en pleine conscience

Avant de nous poser la question «qu'est-ce que je dois manger?», nous aurions pu nous demander «qu'est-ce que manger?». Est-ce simplement ingurgiter de la nourriture? Dans quelles dispositions mangeons-nous? Quelles pensées assaisonnent notre repas? Sommes-nous en train de manger ou sommes-nous ailleurs dans nos pensées? Est-ce que nous sommes ici à table dans le moment présent? Nous devons conscientiser nos gestes quotidiens, devenir présents à chaque instant. Chaque aliment est doté d'une énergie vitale et c'est à l'homme d'en être pleinement conscient et de la dynamiser. Les aliments frais, principalement les fruits et légumes, regorgent de qualité vitale supérieure que nous retrouvons en moins grande quantité dans la viande. Une plus grande consommation de végétaux est à privilégier dans notre alimentation pour bénéficier de cet apport vital.

Je suis d'avis que la nourriture absorbe beaucoup les vibrations de son environnement. Elle est un accumulateur des énergies en sa présence. Il n'y a pas que des aliments, mais des vibrations qui baignent dans les aliments, comme j'avais pu le constater personnellement et selon les expériences de monsieur Emoto, que nous verrons au chapitre 6.

Actuellement, une quantité importante de notre nourriture est de piètre qualité, teintée par les valeurs mercantiles qui en accompagnent la production. Le chimiste s'évertue à vendre des produits synthétiques fertilisants pour le sol, l'agriculteur veut accroître ses ventes rapidement en déversant sans discernement des agents chimiques néfastes pour stimuler sa production, le commerçant veut une grosse part du gâteau et le restaurateur produit à un rythme expéditif (*fast food*) et souvent sans respect pour une nourriture qui est devenue inanimée.

Le choix d'un restaurant est essentiel et surtout je vous suggère de prêter attention à ce qui se passe dans la cuisine. Le cuisinier qui prépare, compose et mijote un plat exerce un bien grand pouvoir sur celui qui le mangera.

Mieux vaut parfois manger dans la chaleur du foyer que d'avaler un hamburger à toute vitesse au restaurant du coin. Devant tout repas à préparer, nous devons miser sur la qualité de la nourriture, sur l'excellence de la préparation, nous vêtir de nobles pensées et nous mettre à table avec des sentiments positifs.

Nous pouvons optimiser la qualité de nos repas en nous assoyant calmement devant notre plat, en prenant le temps de l'apprécier, de l'accueillir discrètement en l'entourant de nos mains et de ressentir de la gratitude pour cette nourriture qui nous est donnée. D'une façon certaine, cette nourriture nous servira alors à un plus haut degré et élèvera à son tour notre qualité vibratoire.

En somme, mangeons avec intuition et soyons à l'écoute des besoins de notre corps. Il ne faut pas tomber dans le piège d'une alimentation spéciale sous prétexte que nous sommes plus évolués. Rien n'est à bannir, tout est à comprendre, rien n'est à rejeter, si ce n'est notre étroitesse d'esprit.

LE TUBE DIGESTIF : UN PIPELINE VÉHICULANT LA MALADIE OU LA SANTÉ

Au cours de notre existence, nous aurons ingurgité en moyenne plus de 25 tonnes de nourriture et, évidemment, des kilos de bactéries, de virus et de toxines de toutes sortes. Notre paroi intestinale, qui couvre plus de 320 m², l'équivalent de près de deux terrains de tennis, joue un rôle capital de protection et de sélection dans le processus d'assimilation et de digestion.

Notre protection immunitaire est assurée à l'intérieur de cette paroi intestinale qui sécrète nos protéines de défense, que l'on nomme les immunoglobulines. Si cette barrière de la paroi est lésée par certains aliments ou toxines, tout notre corps risque d'être perturbé dans son intégrité immunitaire et créera des réactions inflammatoires. L'intestin est alors devenu perméable à des aliments non complètement digérés ou à des bactéries de toutes sortes. Dans le jargon médical anglais, on nomme ce phénomène le *leaky gut syndrome*[63-65].

L'intestin est la partie de notre corps la plus souvent négligée, voire oubliée. Le système digestif est pourtant des plus essentiels à notre bien-être. Depuis notre bouche jusqu'à cet évacuateur de toxines qu'est le côlon, il gère une activité biochimique intense dans notre corps.

Plus de 50 % des personnes âgées souffrent d'hypochlorhydrie[66-68], cette baisse d'acidité chlorique qui entraîne une perte d'assimilation de protéines, de vitamine B12, de calcium et de fer. Elles souffrent d'une pauvreté en acidité gastrique et ressentent des brûlures d'estomac causées par une perte de la qualité muqueuse de l'estomac. Prendre des antiacides pourra les soulager, mais ne résoudra pas le problème. Plusieurs pratiquent l'automédication avec des antiacides de façon chronique ; ces derniers produisent une baisse du pH gastrique (hypochlorhydrie) et entraînent une perte d'assimilation d'éléments nutritifs vitaux.

Les désordres gastro-intestinaux sont des raisons majeures de consultation dans les cabinets médicaux et les hôpitaux. L'abdomen est ballonné, sensible ou a même une stéatose, c'est-à-dire qu'il est enrobé de trop de gras toxique. Que l'on parle de gastrite, de diverticulose, de constipation, de syndromes inflammatoires, du syndrome du côlon perméable, d'allergies, du cancer et encore plus fréquemment des désordres dits fonctionnels, tous ces symptômes sont l'apanage des dysfonctionnements gastro-intestinaux qui pourront être traités adéquatement en pratiquant le programme 4 R instauré par l'Institut de médecine fonctionnelle (IFM) il y a plusieurs années.

Le directeur d'une grande compagnie pharmaceutique me consulta pour un problème à l'épaule. Après avoir procédé à une technique de mobilisation et d'infiltration qui le soulagea, il m'avoua, juste avant de me quitter, qu'il souffrait depuis plus de 20 ans du « côlon irritable ». Je lui dis que le côlon irritable n'est pas une maladie, mais simplement un symptôme, et qu'il faut regarder la dysfonction véritable qui se cache derrière ce symptôme très commun de nos jours.

Son poste de cadre l'obligeait souvent à des déplacements dans tous les coins de la planète, et les décalages horaires et repas à l'extérieur amplifiaient ses malaises intestinaux. Il avait consulté à plusieurs reprises par le passé pour ce problème des plus incommodants. Même s'il avait absorbé tout ce que la médecine moderne et les médecines complémentaires lui avaient proposé, il demeurait néanmoins toujours très symptomatique.

Comme il avait laissé tomber l'idée de tout traitement supplémentaire et qu'il ne voulait plus investir temps et argent, je lui proposai rapidement, avant son départ pour l'Europe, un supplément d'herbes et de probiotiques. Me regardant avec un sourire en coin, il hésita à les prendre. Puis, il me dit qu'il me « laissait une chance », qu'il essaierait cette mixture, pour ne pas dire cette pâture, à laquelle il ne croyait aucunement. Comme il était pressé, il prit l'ordonnance et sortit aussitôt.

Il revint me voir six semaines plus tard pour un suivi de son épaule. Il ne présentait plus de douleur, et la mobilisation était d'amplitude normale. Vers la fin de l'entrevue, il me dit : « Ah oui, j'oubliais. Vous savez, ce que vous m'avez donné pour le côlon irritable, eh bien, depuis, je n'ai quasiment plus eu de problèmes digestifs ! » Et, timidement, il ajouta : « Peut-être est-ce le fruit du hasard ou un quelconque effet placebo ? » Confiant, je lui proposai pour les semaines à venir le programme de restauration gastro-intestinale 4R et un régime excluant les aliments auxquels il était intolérant, découverts lors d'un test immunologique. Depuis maintenant un an, il jouit d'une bonne santé digestive, appréciant ses voyages à l'étranger, la bonne nourriture et le bon vin.

LE PROGRAMME 4 R

S'assurer d'une bonne digestion est la pierre angulaire d'une santé optimale. Le programme 4 R est à la base de toute thérapeutique visant à éliminer les causes sous-jacentes aux malaises gastriques et à s'assurer de la réparation gastro-intestinale. Il s'agit de : Retirer - Remplacer - Réintroduire - Régénérer. Ce protocole en quatre étapes est l'aboutissement de plusieurs recherches et a été utilisé avec succès depuis plus de 15 ans par les médecins qui pratiquent selon les recommandations de l'Institut de médecine fonctionnelle (Institute for Functional Medicine). Au cours des années, j'ai pu expérimenter quotidiennement ce programme avec mes patients. Les résultats thérapeutiques sont des plus avantageux même lorsque les dysfonctionnements intestinaux sont présents depuis longtemps.

Première étape : Retirer

À cette première étape, il s'agit de retirer tous les éléments toxiques et de stress susceptibles d'être pathogènes : qu'il s'agisse de bactéries, de champignons, d'aliments irritants (alcool, café, agents de conservation, colorants…) ou les sources possibles d'intolérance. Dans ma pratique, les aliments que je rencontre le plus souvent comme étant des sources d'intolérance sont le lait, certains fromages, le blanc d'œuf et les céréales avec gluten. L'intolérance au gluten est à la hausse depuis 20 ans, probablement à cause de ses nombreuses modifications génétiques et de son insertion trop généreuse dans la plupart des céréales. Le mécanisme qui sous-tend les intolérances alimentaires est complexe, et le retrait sélectif de certains aliments pour une période de quelques semaines ou de quelques mois, avec suivi médical, contribue souvent au mieux-être du patient et à la disparition des symptômes.

À cette étape, nous devons également retirer du tractus digestif toutes les bactéries indésirables ou pathogènes, les champignons, dont le Candida albicans, qui pullulent trop souvent et en trop grande quantité à la suite d'un régime trop riche en glucides ou de la prise d'antibiotiques ou de cortisone.

L'intolérance au gluten

Le gluten est une protéine contenue dans le blé, l'orge, le seigle et parfois ajouté dans d'autres céréales pour les rendre plus agréables au goût et leur donner une consistance plus élastique. Malheureusement, les grains contenant du gluten ont été tellement modifiés aujourd'hui que ces versions hybrides sont devenues une source de toxicité pour plusieurs.

On estime que 30 à 40 % de la population nord-américaine serait intolérante à divers degrés au gluten[69, 70], donnant lieu à des symptômes digestifs tels les ballonnements, les crampes abdominales, les flatulences, les nausées, la prise de poids. Soumise au test d'intolérance au gluten, 10 % de la population obtiendrait un résultat positif[71]. Ces personnes présentent des anticorps positifs à la recherche immunologique poussée sans pour autant avoir des anomalies à la biopsie intestinale.

Chez 1 % de la population, il s'agit d'une allergie sévère appelée la maladie cœliaque, où le système immunitaire perçoit le gluten comme une particule étrangère[72, 73]. Voulant se débarrasser de cet intrus, l'organisme va mettre en branle toute une cascade immunologique et générera un terrain inflammatoire chronique mettant en péril ses propres cellules et assaillant finalement ses propres organes.

L'intolérance au gluten n'est pas bénigne. Si vous avez des doutes quant à une certaine intolérance, retirez toutes sources de gluten pour quelques semaines et regardez les résultats. Vous pouvez aussi consulter votre médecin pour des examens plus approfondis alors que vous poursuivez votre régime avec gluten. La modération aura de toute façon bien meilleur goût.

Deuxième étape : Remplacer

À cette étape, on ajoute des enzymes et des facteurs digestifs qui sont en quantité insuffisante ou carrément manquants. Corriger l'acidité gastrique est important. L'ajout de zinc, de bétaïne, de citron ou de vinaigre de cidre de pomme favorisera le rétablissement d'une acidité optimale, alors qu'un complément enzymatique assurera une facilité digestive.

Troisième étape : Réintroduire

Notre intestin est l'hôte de plus de 500 sortes de bactéries. Curieusement, il y a plus de bactéries dans notre intestin qu'il y a de cellules qui composent tout notre corps ! Dans un système intestinal en bonne santé, le rapport entre bonnes bactéries et mauvaises bactéries est de 80/20, mais ce rapport devient souvent inversé à cause d'un environnement malsain, d'une surutilisation de médicaments, d'antibiotiques ou d'une diète négligée. La troisième étape du programme consiste à introduire des bactéries désirables au bon fonctionnement intestinal, que l'on nomme les probiotiques.

Quatrième étape : Régénérer

À ce stade-ci, on assure le maintien, l'intégrité ou la réparation de la muqueuse intestinale. Nous retrouvons plusieurs phytonutriments qui exercent un rôle protecteur et réparateur, notamment l'aloès et le plantain. La phosphatidylcholine (lécithine) et l'aloès protègent la muqueuse gastrique contre les substances pouvant causer des ulcères d'estomac (alcool, anti-inflammatoires non stéroïdiens, acide acétylsalicylique [aspirine], ibuprofène) et accélèrent la cicatrisation. La L-glutamine, acide aminé crucial, soutient et régénère la muqueuse intestinale, et nous pouvons la considérer comme un acide aminé « essentiel » pour le tractus digestif. La cannelle est également un élément de choix pour ses propriétés curatives du tube digestif. Le tractus digestif sera ainsi en mesure d'assurer une protection de la muqueuse contre tout conflit possible.

Plus que jamais, une bonne diète et des suppléments appropriés assureront le soutien nutritionnel pour une bonne santé des cellules de la muqueuse intestinale et le maintien d'une fonction digestive optimale[74, 75].

L'EXERCICE PHYSIQUE

L'exercice physique est un apport incontournable dans le maintien d'une bonne santé[76-78]. Qu'on le veuille ou pas, il faut bouger : que ce soit marcher, monter des escaliers, se faire un plan d'exercice à la maison ou pratiquer un sport à l'extérieur. Aussi peu que 3 fois par semaine pendant 30 minutes suffisent pour que le corps en tire profit pour sa santé. L'important, c'est d'adhérer à un plan que nous aimons et que nous pourrons suivre assidûment.

Toutes les études démontrent les innombrables bienfaits de l'exercice : diminution de la masse graisseuse et augmentation de la masse musculaire si indispensable à la santé, à la force et à l'équilibre. L'exercice physique contribue à une meilleure régulation des sucres, à une production d'hormones en plus grande quantité et de meilleure qualité, à une meilleure digestion, à un meilleur sommeil et à une concentration accrue durant les travaux scolaires.

Autant chez les jeunes et encore davantage chez les personnes âgées, l'exercice doit être au premier plan. Les heures d'éducation physique et de récréation dans les écoles sont actuellement restreintes. Ce dont les jeunes ont besoin, c'est de créer des relations, de participer à une activité, de bouger, de sortir dehors. Je suis ahuri lorsque des jeunes me disent qu'ils peuvent passer régulièrement six heures par jour à la maison devant ce petit refuge lumineux sans broncher. Il est important que les jeunes jouent à l'extérieur au retour de l'école, question de se ventiler les poumons et les neurones. De plus en plus d'études démontrent que l'exercice physique et le développement moteur neuromusculaire sont en relation directe avec le développement cérébral et l'intellect[79-85]. L'horaire scolaire devrait favoriser davantage d'heures de sport hebdomadaires pour favoriser la santé globale de même que les relations interpersonnelles, si nécessaires à cet âge.

À l'autre extrémité, chez la population âgée, de nombreuses chutes et fractures seraient évitées si l'exercice était prépondérant. Les marchettes arrivent trop vite dans la vie des aînés… L'exercice est le premier pas à faire. En Australie, des incitatifs financiers contribuent à ce que les gens bougent et s'initient au tai-chi. Au Canada, le Programme national nutrition santé 2011-2015 incite les personnes âgées à mieux manger et promeut l'activité physique et sportive adaptée autant pour les gens âgés que pour les personnes atteintes de maladies chroniques. De son côté, l'Institut national de la statistique et des études économiques, en France, faisait davantage de recrutement des effectifs médicaux pour aider les personnes âgées à demeurer plus actives pour le maintien à domicile. Partout, un effort est fait pour faire connaître les bienfaits de l'exercice physique en vue d'améliorer son état de santé, de prévenir les maladies chroniques et de bonifier la qualité de vie des aînés.

Il faut réaliser que la sédentarité nous nuit, alors que l'exercice nous profite. Nous donnons plus de temps et d'argent souvent à notre automobile qu'à nous-mêmes. L'entretien de notre voiture suit le protocole « bonne santé » dicté par le concessionnaire. Nous utilisons la meilleure qualité d'essence, nous effectuons les changements d'huile à temps et nous remplaçons rapidement toutes pièces défectueuses de peur d'endommager ultimement la mécanique et de devoir la faire réparer à gros prix. Mais ne sommes-nous pas plus importants que cette mécanique, ne méritons-nous pas davantage? Il faut réaliser notre place fondamentale et notre importance pour prendre le temps qui nous revient et surtout ne pas reporter à plus tard notre intention de faire de l'exercice. Avoir un entraîneur, c'est très bien, mais il ne faut pas oublier que les menus travaux quotidiens font également partie de ce qu'on appelle de l'exercice.

Marcher rapidement, courir de façon alternée avec la marche, par exemple une minute de course et deux minutes de marche en alternance, favorise une augmentation de la qualité cardiovasculaire en général ainsi que de notre capacité respiratoire. Quant aux efforts musculaires soutenus avec des poids ou des systèmes d'élastique, ils permettent d'augmenter la masse musculaire et notre production de certaines hormones telles que la testostérone. Les exercices d'étirement au départ vont agir sur notre système musculosquelettique pour le débarrasser de ses raideurs et courbatures et nous assurer une bonne flexibilité.

L'exercice nous est bénéfique, tant sur le plan physique que mental, et accroît non seulement notre espérance de vie, mais surtout notre qualité de vie. Le vieillissement est incontournable à long terme puisqu'il fait partie de la vie même. La santé devrait nous accompagner le plus longtemps possible pour créer un âge nouveau. Il ne s'agit plus de vivre plus longtemps, mais de vivre mieux plus longtemps, pour que l'homme ou la femme qui arrive à son crépuscule soit non seulement rempli d'un peu plus de sagesse, mais aussi de vitalité.

RÉDUIRE L'INFLAMMATION ET L'OXYDATION

Les télomères, dont nous avons parlé plus tôt, sont ces petits secteurs d'ADN situés sur les extrémités des chromosomes. Ils stabilisent le chromosome ainsi que tout son bagage génétique et son processus cellulaire en général.

Plus ils sont longs, plus le processus de vieillissement est retardé et le risque de maladies associées est diminué. Or, certaines études récentes ont démontré de façon significative que le stress et l'inflammation raccourcissent la longueur des télomères[86, 87].

Les télomères agissent comme une horloge biologique sur la durée de vie de nos cellules. Des enzymes, les télomérases, assurent la synthèse et la croissance des télomères. Lorsque le télomère devient trop court, il perd son rôle de protecteur et la corruption de l'ADN s'ensuit. De nombreuses maladies dégénératives seraient liées au raccourcissement des télomères, tels l'athérosclérose, les maladies cardiovasculaires, l'hypertension artérielle, les accidents vasculaires cérébraux, la cirrhose du foie, le cancer, la maladie d'Alzheimer, la maladie de Parkinson et probablement beaucoup d'autres maladies chroniques. Des maladies plus rares comme le vieillissement très précoce (que l'on nomme la progéria) démontrent en effet un raccourcissement excessif des télomères dès le jeune âge.

L'inflammation et l'oxydation cellulaires raccourcissent définitivement les télomères. Parmi les mesures préventives qui peuvent ralentir ce processus, on peut retenir les suivantes : diminuer le stress[88-90], éviter les viandes transformées, éviter de fumer, faire plus d'exercice physique, manger plus de légumes et d'aliments riches en protéines, prendre des suppléments (acide folique, de préférence les folates, vitamines C, D et E), prendre des antioxydants, assurer un bon équilibre de nos hormones sexuelles, etc.[91]

La préservation de nos télomères est un moyen des plus significatifs pour vivre davantage d'années en bonne santé. Actuellement, de nouvelles recherches pour augmenter les télomérases permettront d'entrevoir une espérance de vie prolongée exempte des trop nombreuses maladies chroniques présentes actuellement dans la population[92, 93].

LES ANTIBIOTIQUES, UNE MATIÈRE À RÉFLEXION

Le physiologiste français Claude Bernard avait vu juste en déclarant : « La bactérie n'est rien, le terrain est tout. » Dans la plupart des cas, un individu en bonne santé sera en mesure d'affronter adroitement et efficacement tout traumatisme ou maladie qui se présente. Nous pouvons avoir recours aux médicaments tels les antibiotiques, mais le corps médical actuel convient qu'il y a abus de prise d'antibiotiques dans plusieurs situations où les causes sous-jacentes sont souvent d'origine virale. La prise d'antibiotiques provoque des effets secondaires sur le système digestif ou crée à la longue des bactéries qui seront résistantes à ces mêmes antibiotiques, rendant ces derniers inutilisables par la suite.

Chaque fois que nous devons utiliser un antibiotique, gardons en tête que celui-ci produira un effet sur notre système digestif. Toute notre flore intestinale sera perturbée pour les prochains mois, éliminant plusieurs bonnes bactéries que nous appelons les probiotiques. Voilà pourquoi l'ajout de Lactobacillus et de Bifidobacter pour plusieurs mois aura pour but de rétablir notre biomasse intestinale. Il ne faut pas oublier que beaucoup d'infections de la sphère ORL, comme les pharyngites, les laryngites, les sinusites et les otites, sont souvent causées par des infections virales qui ne répondent pas aux antibiotiques (qui agissent sur les bactéries). L'usage prématuré et non nécessaire d'antibiotiques risquera de faire durer davantage ces infections virales. Dans les cas d'infections virales, bien s'hydrater, manger davantage de fruits et de légumes, prendre de la vitamine C, de la vitamine D et de l'échinacée pourront favoriser un meilleur état immunitaire en vue de combattre l'infection.

L'inflammation : bénéfique ou néfaste ?

L'inflammation aiguë est le premier signe d'alarme qui permet au corps de restaurer son intégrité. Le processus inflammatoire aigu constitue l'élément déclencheur et initiateur pour amorcer le processus de réparation. Freiner le mouvement inflammatoire dès ses premières réactions n'est pas nécessairement souhaitable puisqu'une réaction inflammatoire initiale permet de sensibiliser le corps à une demande de réparation. Il ne s'agit pas de supprimer cette inflammation, mais de guider et de stimuler les facettes d'autorégulation et de guérison. C'est l'inflammation chronique qui est le véritable problème. C'est elle qu'on souhaite éradiquer, car elle est la grande responsable de la plupart des maladies chroniques.

L'UNIVERS FASCINANT DES PLANTES THÉRAPEUTIQUES

Le domaine des plantes thérapeutiques est un monde fascinant dont l'origine remonte aussi loin que celle de l'homme. L'homme a traversé tous les âges, sans l'apport de la pharmacologie moderne. Un ami naturopathe m'initia aux rudiments de cette médecine où l'aliment devient notre médicament. Il avait une facilité pour aider les gens qui souffraient de diverses pathologies. Il combinait plusieurs techniques de médecine parallèle alliant la naturopathie, l'homéopathie, l'auriculothérapie ainsi que diverses techniques énergétiques avec le toucher thérapeutique. J'espérais un jour pouvoir réussir à introduire efficacement diverses techniques simples et ancestrales à ma pratique, surtout dans certains cas où la médecine « classique » se révélait impuissante.

J'ai pu constater que l'ajout de vitamines, de minéraux et de plantes peut, dans certains cas, améliorer graduellement l'état de santé de certains patients. La prise de suppléments ou d'herbes devrait durer au moins trois mois étant donné leur mode d'action beaucoup plus lent. N'oublions pas que restaurer prend plus de temps que soulager.

Je ne saurais passer sous silence la plante d'aubépine, qui jouit d'une longue renommée auprès des thérapeutes et médecins. Cette grande favorite est également surnommée la valériane du cœur en raison de son action calmante et tonifiante sur le muscle cardiaque. De plus, son effet relaxant tempère les palpitations et régularise le rythme cardiaque.

Un supplément de magnésium diminue, quant à lui, l'excitabilité neuro-musculaire et aide à abaisser la tension artérielle dans plusieurs cas.

Plusieurs femmes souffrent des inconvénients dus à la ménopause. Un soulagement efficace des bouffées de chaleur, entre autres symptômes, est obtenu grâce à un extrait exclusif de rhubarbe de Sibérie connu sous l'appellation ERr731. Il a été démontré et prouvé en clinique qu'il réduisait significativement les désordres de la ménopause et principalement les bouffées de chaleur si accablantes[94-99].

D'ailleurs, les produits pharmaceutiques de départ étaient souvent issus des plantes, recherchées pour leurs propriétés thérapeutiques. La sagesse ancienne a permis à la médecine de perfectionner les traitements grâce au savoir des plantes. La digitale est certainement la plante la plus connue. Un médicament en porte le nom : la digitaline, utilisée pour augmenter la force des contractions cardiaques tout en en diminuant le rythme. C'est un ingrédient naturel puissant et des doses trop élevées peuvent être toxiques au point de provoquer l'arrêt cardiaque. La digitale fut découverte par accident en 1785 par un médecin botaniste britannique, le docteur William Withering, et c'est au siècle suivant que son utilisation thérapeutique moderne fut rendue possible grâce au pharmacien et chimiste français Claude-Adolphe Nativelle.

Un autre produit connu de tous est la bonne vieille aspirine, qui provient aussi d'une plante. L'acide acétylsalicylique (ou AAS ou aspirine) tire son nom d'un arbre : *salix* (en latin) ou saule. L'écorce de saule était connue depuis l'Antiquité pour ses vertus curatives, et ce, jusqu'en 1500 ans av. J.-C. dans la société égyptienne. Le médecin grec et père de la médecine moderne Hippocrate conseillait à ses patients de prendre des décoctions d'écorce de saule blanc pour soulager les douleurs et les fièvres. Puis, ce furent les scientifiques allemands qui purifièrent cette substance active, qu'ils appelèrent la salicyline. En 1889, cette dernière fut brevetée par la société Bayer sous la marque Aspirin.

Qui n'a pas, au cours de sa vie, utilisé ce médicament anti-inflammatoire pour soulager la fièvre, les douleurs articulaires ou pour diminuer la viscosité du sang ? Actuellement, la médecine suggère de prendre un quart de comprimé le soir pour éviter les complications liées aux maladies vasculaires cardiaques ou cérébrales chez les gens prédisposés. Certaines études semblent même démontrer des effets préventifs sur le cancer. Mais il y a tout de même des risques d'hémorragie et l'aspirine n'est pas la pilule miracle pour la population en général.

Un autre produit bien connu est sans aucun doute le fameux valium ou le diazépam, conseillé comme traitement pour les manifestations anxieuses, insomniaques et même comme un anticonvulsivant. Hippocrate utilisait cette plante, la valériane, pour soigner les troubles nerveux et l'insomnie. La réputation de la valériane n'est plus à faire et ce n'est pas par hasard qu'elle a le surnom de « valium végétal ». En Europe, la médecine conventionnelle prône encore l'usage de cette substance dont les effets secondaires sont minimes et beaucoup moins nuisibles. Nous aurions intérêt à pousser les recherches en ce sens pour profiter davantage de toutes les vertus innées dont recèle la nature, sans nécessité de brevets coûteux !

Les plantes, bien sûr, ne font pas toujours des miracles et je ne tente pas de dire que les médicaments sont inutiles. Mais le mode d'action de ces derniers (par un blocage spécifique au niveau biochimique) et leur dosage d'une ampleur parfois démesurée entraînent des effets secondaires importants, surtout lorsqu'on les prend de façon continue. Nous devons retenir que la surconsommation de médicaments demeure une cause majeure de décès aujourd'hui.

Prenons le cas des anti-inflammatoires, médication bien connue et utilisée fréquemment, qu'ils soient prescrits ou en vente libre : ibuprofène, AAS (aspirine), celecoxib, etc. Chaque année, aux États-Unis, plus de 15 000 décès sont attribués directement à la prise d'anti-inflammatoires prescrits ou en vente libre. Le laboratoire ayant commercialisé le Vioxx (un anti-inflammatoire) entre 1999 et 2004 n'a pas publié le résultat de ses recherches qui montraient, dès 2001, que son médicament augmentait nettement le risque de crise cardiaque. Résultat : plus de 30 000 morts et 160 000 maladies cardiaques (infarctus) et cérébrales (AVC), rien qu'aux États-Unis ! Il a été retiré du marché en 2004, seulement après que des rumeurs de dangerosité commençaient à se faire de plus en plus insistantes.

Ce scandale soulève tout le problème du processus de mise en marché des grands laboratoires, qui se fonde uniquement sur les études jugées « publiables » par ces mêmes firmes. Il suffit que quelques études affichent des résultats concluants sur certains médicaments pour que, très rapidement, ils en fassent une publicité tapageuse. Certains médicaments seront vendus sans mention du fait que leurs effets thérapeutiques ne se sont pas avérés supérieurs au placebo. C'est le cas des antidépresseurs, qui se sont classés avec des résultats égaux aux placebos.

Il ne s'agit pas ici de rejeter ce que la pharmacologie a à nous offrir. Mais il s'agit d'ouvrir nos horizons et d'oser regarder ailleurs, de cesser d'attendre la pilule miracle et de s'offrir des moyens concrets pour vivre plus vieux, mais surtout pour vivre mieux.

Une des clés de ce mieux-être réside dans une meilleure compréhension du fonctionnement de nos glandes. En médecine occidentale, nous parlons de plus en plus de l'importance du système endocrinien, qui contrôle à la fois le corps et nos diverses réactions émotionnelles ; nous sommes pour ainsi dire le reflet de notre système endocrinien. Il s'agit ici d'une clé significative pour tenter de comprendre comment se produisent les déséquilibres biochimiques à la base de nos nombreux malaises courants, et quoi faire pour rétablir l'équilibre à l'intérieur de nous.

Le prochain chapitre est consacré à ces mystérieuses et merveilleuses glandes dont il nous reste tant à découvrir… Ce chapitre nous permettra aussi de faire le pont entre les dimensions biologiques de l'être humain et les dimensions émotionnelles, mentales et spirituelles, qui seront abordées dans les chapitres subséquents.

CHAPITRE 4

LES GLANDES : UN PONT ENTRE LE CORPS, LE CŒUR ET L'ESPRIT

L'homme ne saurait être ce qu'il est véritablement sans le concours des glandes. Elles participent à toutes les fonctions du corps humain ainsi qu'à la santé émotionnelle de chaque être.

Le terme *endocrinologie* signifie la science des glandes endocrines, c'est-à-dire les glandes dont les sécrétions sont déversées directement dans le courant sanguin. Les glandes sont des unités fonctionnelles qui travaillent à l'unisson, un modèle incomparable de coopération et d'interdépendance.

Nous sommes composés de sept glandes principales, qui correspondent aux sept centres d'énergie (que la médecine orientale nomme les chakras) :

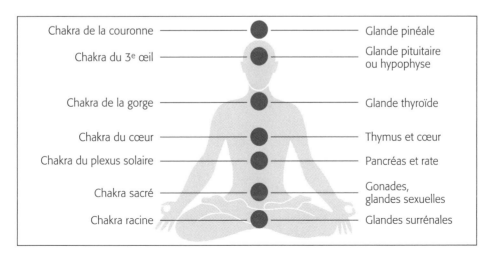

Chakra de la couronne	Glande pinéale
Chakra du 3e œil	Glande pituitaire ou hypophyse
Chakra de la gorge	Glande thyroïde
Chakra du cœur	Thymus et cœur
Chakra du plexus solaire	Pancréas et rate
Chakra sacré	Gonades, glandes sexuelles
Chakra racine	Glandes surrénales

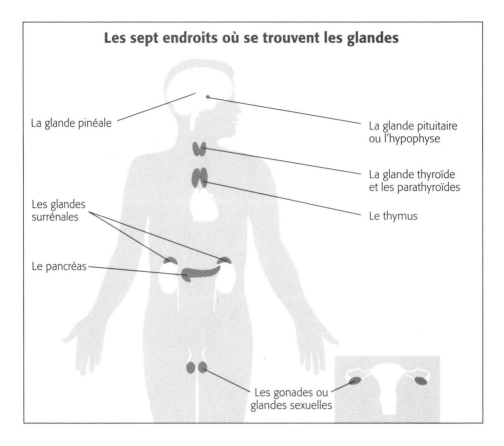

Les sept endroits où se trouvent les glandes

La glande pinéale

La glande pituitaire ou l'hypophyse

La glande thyroïde et les parathyroïdes

Le thymus

Les glandes surrénales

Le pancréas

Les gonades ou glandes sexuelles

L'étude des glandes suscite encore beaucoup d'interrogations et leur compréhension est encore à des niveaux élémentaires. L'homme serait-il le simple pantin de ses sécrétions internes ? Peut-on passer de vertueux à malfaiteur et de malfaiteur à vertueux par le simple jeu des déséquilibres hormonaux ? Le libre arbitre est-il éliminé pour autant ? Plusieurs écoles de pensée s'affrontent pour décrire leurs fonctions et leurs interactions, surtout au niveau psychologique. Mais plusieurs effets directs d'un déséquilibre au niveau endocrinien sont vérifiables. Par exemple, on constate à quel point un simple manque d'hormone thyroïdienne, créant une carence en iode chez l'embryon, peut engendrer des états aussi complexes que le crétinisme, provoquant l'arrêt du développement physique et mental. À l'âge adulte, si notre glande thyroïde s'essouffle, nous voilà en proie à la fatigue, à la prise de poids inexpliquée, à la constipation, à la dépression… Dans ce chapitre, nous verrons à quel point les glandes et leurs sécrétions sont un facteur déterminant dans la santé de l'homme, à tous les plans.

LA GLANDE PINÉALE : NOTRE HORLOGE BIOLOGIQUE

Les cellules de la pinéale ont une étrange ressemblance avec celles de la rétine et c'est pourquoi les anciens ont appelé cette glande le troisième œil atrophié. Les Orientaux en font le siège de l'âme. Les hindous portent régulièrement sur le front un point, une marque entre les sourcils que l'on nomme le lilak ou le bindi (*bindu* en sanskrit), faisant office de troisième œil. Le bindi symbolise l'œil de Shiva et souligne la dimension spirituelle de celui qui le porte. Dans le nord de l'Inde, le bindi porté par une femme indique qu'elle est mariée.

La glande pinéale sécrète la mélatonine, cette hormone qui régularise entre autres le rythme circadien, c'est-à-dire les cycles jour/nuit, et favorise un bon sommeil. Elle est notre horloge biologique. Son pic de production naturelle a lieu tard la nuit, alors que la lumière du jour en diminue la concentration.

La mélatonine est synthétisée à partir de la sérotonine, un neurotransmetteur important chez l'homme, et elle est très utilisée actuellement pour traiter les troubles du sommeil, la dépression, l'anxiété et la douleur. En tant qu'antioxydant, la mélatonine protège la détérioration de l'ADN et retarde ainsi le vieillissement cellulaire. Elle joue également un rôle positif dans le système immunitaire.

La pinéale a tendance à s'atrophier avec l'âge, ce qui expliquerait en partie la difficulté à dormir chez les personnes âgées. Notre sensibilité à la lumière peut aussi être une cause d'insomnie. Une trop grande exposition à la lumière durant la nuit, par exemple, chez les gens qui se réveillent pour aller à la salle de bain, peut résulter en une baisse très rapide de la mélatonine, de là une difficulté à trouver un bon sommeil par la suite. Plus de lumière le jour, mais moins de lumière la nuit serait une façon simple de s'assurer un meilleur sommeil et pourrait même aider à déjouer la dépression saisonnière. La lumière du soleil, par son intensité et ses longueurs d'onde invisibles, procure à la glande pinéale une action revitalisante supérieure à la lumière artificielle. Prendre le soleil régulièrement, en quantité raisonnable, favorise l'intégrité de cette glande.

À petite dose de 1 à 3 mg, la mélatonine (qui est en vente libre en Amérique du Nord) peut favoriser un sommeil plus profond. Pour ceux qui souffrent de troubles du sommeil, je suggère de la prendre six jours sur sept, pour laisser le temps au corps de recouvrer sa propre synthèse. Cela dit, des études ont également démontré une augmentation naturelle de la mélatonine chez les gens qui méditent régulièrement, qui pratiquent la contemplation ou qui croient fortement en l'existence d'un Être suprême.

Le docteur P. Dupont, dans son livre *Les glandes endocrines et notre santé*, nous démontre à quel point nos glandes à sécrétion interne sont les bienfaitrices de notre santé, autant physique que psychologique. Diverses approches peuvent en favoriser un meilleur rendement. Ainsi, deux vitamines sont importantes pour la pinéale : il s'agit de la vitamine B3 (niacine) et de la vitamine B6 (pyridoxine). Elles interviennent d'ailleurs dans la fabrication de la sérotonine et de son précurseur, le tryptophane. On peut considérer le chocolat, les levures, les avocats et les poissons comme d'excellentes nourritures pour la glande pinéale.

LA GLANDE PITUITAIRE OU HYPOPHYSE : POUR UN ÉQUILIBRE CORPS-ESPRIT

La glande pituitaire (ou hypophyse) repose dans une niche, appelée la selle turcique, sise sous la région cérébrale que l'on nomme l'hypothalamus. Retenue par un pédicule, ce joyau de la grosseur d'un pois et de la forme d'une pomme de pin, d'où elle tire son nom, ressemble à un petit champignon, tête en bas.

L'hypophyse est la glande maîtresse qui, en véritable chef d'orchestre, dirige toutes les glandes sous-jacentes. Elle joue un rôle essentiel dans le métabolisme, la croissance et la reproduction par la sécrétion de nombreuses hormones.

Hormones sécrétées par l'hypophyse

- La GH ou STH, l'hormone de croissance qui stimule les tissus de tout le corps et assure une croissance harmonieuse.
- L'ACTH, l'hormone qui agit sur les surrénales produisant les corticostéroïdes dont le cortisol, cette hormone de stress si importante.
- La TSH, cette importante hormone qui stimule la thyroïde.
- La FSH et la LH, qui stimulent les organes reproducteurs et les hormones sexuelles, tels la testostérone, les œstrogènes et la progestérone.
- L'ADH, l'hormone vasopressine qui est un antidiurétique et qui contrôle le volume urinaire. Elle agit aussi sur notre pression artérielle.
- La MSH, la mélatonine qui contrôle la pigmentation de la peau, lors du bronzage solaire, et qui protège des pigments ultraviolets.
- L'ocytocine, qui stimule les contractions utérines et la sécrétion de lait par les glandes mammaires.
- La prolactine, qui stimule la production de progestérone et favorise aussi la sécrétion de lait par les glandes mammaires.

L'hypophyse agit sous la gouverne de l'hypothalamus. Selon le docteur Jean Gauthier, spécialiste de l'endocrino-psychologie, l'hypophyse serait en quelque sorte un cerveau miniature reliant intimement notre système nerveux et notre système endocrinien. Elle est en relation avec toutes les parties de notre organisme. Cette glande est d'une prodigieuse efficacité et elle agit donc à la fois sur le corps et sur l'esprit. Il s'agit d'un véritable « intranet » touchant l'ensemble de nos cellules, communiquant avec celles-ci et façonnant même notre personnalité. La médecine explore cette glande dominante qui pourrait définir même notre potentiel d'intelligence et notre caractère profond. Cette glande jouerait un rôle sur les plans du raisonnement, du calcul et du jugement. Elle aurait donc une importance magistrale tant du côté de notre santé physique que de notre santé psychique.

Sur le plan physique, la personne chez qui cette glande ne fonctionne pas correctement subira une multitude de symptômes reliés aux dérèglements des autres glandes qui sont sous sa gouverne, principalement la thyroïde et les surrénales. La perte de cheveux, la fatigue, une prise de poids anormale, l'hypoglycémie, l'hypotension, le nanisme, une difficulté à prendre des décisions, les troubles de la libido peuvent tous être le résultat d'une déficience glandulaire. À l'inverse, un fonctionnement excessif de l'hypophyse peut entraîner des palpitations, des tremblements, de l'agitation, des bouffées de chaleur, des courbatures, une pilosité accrue, le gigantisme ou l'acromégalie (croissance exagérée des extrémités).

Sur le plan psychologique, les déséquilibres de l'axe hypophyse-hypothalamus peuvent être variés, donnant même lieu à des comportements irrationnels ou pathologiques. On peut penser à la boulimie ou à l'anorexie, ou à des manifestations aberrantes de peur ou de méchanceté.

Il existe des liens fondamentaux entre le psychisme et l'axe hypophyse-hypothalamus. Nos émotions, nos suggestions mentales et même nos croyances subconscientes vont descendre des centres supérieurs cérébraux pour se condenser au niveau de l'hypothalamus, puis de l'hypophyse, jusque dans toutes les cellules de notre corps. Les pensées conflictuelles interféreraient avec le bon fonctionnement de notre hypophyse et « contamineraient » les différents organes de notre corps, donnant lieu à des symptômes disparates.

Le nanisme psychosocial ou nanisme de stress est une maladie étrange qui serait reliée à l'hypophyse. Les enfants qui en sont atteints connaissent d'importantes difficultés relationnelles. Ils ne grandissent pas même si on leur injecte l'hormone de croissance. Mais dès qu'ils reçoivent la « dose » d'affection dont ils avaient tant besoin, ils se mettent à grandir et à rattraper la taille des enfants de leur âge.

Il faut réaliser que les glandes sont porteuses de messages souvent insoupçonnés dont toute la dimension psychologique nous est encore inconnue. Voici quelques moyens de redonner une plus grande vitalité à l'hypophyse, cette grande virtuose de notre organisme.

Sur le plan alimentaire, on peut adopter un régime approprié qui sera riche en vitamines du groupe B, en vitamine C, en vitamine E ainsi qu'en manganèse et en zinc, que l'on retrouve dans les céréales complètes, les fruits, les épinards, les betteraves et les oignons.

Évidemment, le stress quotidien perturbe constamment notre axe hypothalamo-hypophysaire et pratiquer des exercices de détente et de méditation tous les jours favorise un équilibre naturel de notre système endocrinien. Nous y reviendrons ultérieurement dans ce livre.

Les bienfaits du sourire

L'un des meilleurs revitalisants pour la santé glandulaire est tout simple et peut s'appliquer dès maintenant. C'est la pratique du sourire. Avez-vous remarqué à quel point un sourire et un bonjour que quelqu'un vous envoie peuvent soudainement effacer votre morosité? À mon sens, un sourire échangé le matin vaut plus que deux bonnes tasses de café. Notre sourire est un cadeau que l'on donne aux autres. Il crée un effet positif sur toute notre biochimie et celle d'autrui. Il déclenche la mise en action du système parasympathique, régénérant par le fait même nos cellules par le relâchement d'hormones, dont les endorphines. Des études démontrent à quel point le sourire (même celui qu'on qualifie de «social» ou de «forcé») diminue le stress, le cortisol et le rythme cardiaque[1-8].

Le grand maître taoïste et bouddhiste Mantak Chia a développé la technique du sourire intérieur, une forme pratique de tai-chi. Voici un moyen simplifié de pratiquer le sourire intérieur pour fortifier votre système endocrinien.

Fermez les yeux et pensez à un moment où vous étiez très bien, un souvenir de vacances, par exemple. Ressentez ce moment de bonheur et de calme au centre de votre tête, principalement au niveau de la pinéale, puis vers l'avant à l'hypophyse. Vous pouvez éprouver un engourdissement ou une pression à ce point. Ressentez intensément ce point de ravissement entre les deux sourcils, tellement qu'un sourire commence à émerger et à s'imprimer sur vos lèvres.

Envoyez ce sourire au niveau de l'hypophyse et de la pinéale. Ces deux glandes baignent dans la joie et la tranquillité. Puis, faites descendre ce sourire au niveau de votre gorge, à votre thyroïde. Prenez le temps de la voir tel un papillon léger et soyeux tout à la fois. Et poursuivez votre chemin vers le thymus, faites un sourire à votre protecteur immunitaire. Arrêtez-vous à votre cœur, saluez-le chaleureusement, il est votre ami de toujours. Continuez vers le plexus solaire avec le pancréas et la rate, faites-leur un sourire radieux. Allez vers les deux surrénales, ces deux petites pyramides au-dessus des reins ; elles vous donnent solidité et chaleur. Descendez jusqu'au bas-ventre vers les organes génitaux, créateurs de vie. Ils sont également reliés à l'hypophyse. Ensuite, remontez de nouveau à l'hypophyse, qui irradie à son tour ce sourire dans tout le système nerveux parasympathique, lequel favorise un état de détente et de régénération. Ce bienfaisant sourire parcourt maintenant tout votre corps. Restez quelques minutes ainsi et laissez votre sourire accomplir ses bienfaits. Rempli de gratitude, remerciez votre corps pour ce merveilleux travail de coopération qu'il vient d'accomplir.

Nous pouvons également relaxer l'hypophyse en agissant directement sur les glandes qui sont sous sa gouverne. Ainsi, à la ménopause, lorsque les glandes sexuelles ont diminué leurs sécrétions, un apport d'œstrogènes créera un effet relaxant sur l'hypophyse et, par ricochet, sur toutes les autres glandes de façon générale. Une étude endocrinienne clinique et symptomatique sera de mise avant l'âge de 50 ans pour faire une évaluation des signes annonciateurs de la décompensation du terrain hormonal. Une approche globale et préventive permettra d'assurer l'équilibre de l'organisme au complet.

LA THYROÏDE : MOTEUR DE VITALITÉ

L'hypophyse active la thyroïde, cette glande qui est située dans le cou, juste sous la pomme d'Adam. Posée de chaque côté de la trachée, elle a l'allure d'un papillon et devient facilement visible sous la peau lorsqu'elle s'accroît anormalement, générant ce que nous dénommons le goitre. Situées derrière la thyroïde, on aperçoit quatre petites glandes de la grosseur d'un pois, les parathyroïdes, qui servent à contrôler l'apport en calcium au corps.

La thyroïde fait partie du centre laryngé qui, selon la médecine orientale, permet l'expression de la créativité, que ce soit par la parole, les projets de toutes sortes ou même les œuvres artistiques. Nous pourrions affirmer que ce centre laryngé a une contrepartie créatrice au niveau inférieur du corps : le centre sexuel avec les gonades. Le centre sexuel serait le foyer de la créativité physique et matérielle, alors que le centre laryngé abriterait la créativité immatérielle et artistique.

Les insatisfactions, les échecs au niveau du travail ou de la famille, les sentiments de découragement, les choses non dites et retenues apportent une gêne énergétique au niveau du centre laryngé avec une sensation d'étouffement se traduisant souvent, en fin de compte, par une baisse de la fonction thyroïdienne.

Cette glande agit principalement et directement sur le métabolisme biochimique ; elle procure l'énergie du corps en général par l'iode, minéral indispensable à toutes nos cellules et à tous nos organes. Le stress omniprésent entraîne avec lui des perturbations autant du côté de la thyroïde que de celui des glandes surrénales. La sensation d'épuisement, les problèmes de concentration et même les perturbations temporaires de la mémoire seront souvent dus au surmenage de ces deux glandes. L'axe hypophyse-thyroïde surrénalien est une ligne de communication directe trop souvent dérangée de nos jours. Un déséquilibre au niveau de la thyroïde produira des effets multiples comme des problèmes cutanés ou intestinaux, un rythme cardiaque accéléré ou irrégulier, de l'insomnie, de la fatigue, une sudation excessive, de la dépression, des crampes musculaires, etc.

Les maladies de la thyroïde sont hélas beaucoup trop fréquentes dans notre société moderne, que ce soit l'hypothyroïdie, l'hyperthyroïdie, la thyroïdite, les nodules thyroïdiens et le cancer. L'hypothyroïdie est de loin la plus fréquente et, souvent, les tests sanguins, même s'ils sont dans les limites de l'acceptable, devraient faire partie d'une surveillance clinique plus étroite. L'hypothyroïdie est surtout fréquente chez la femme, elle peut être secondaire à une infection virale, à une maladie auto-immunitaire où l'organisme fabrique des anticorps contre sa propre glande (thyroïdite d'Hashimoto) ou même être héréditaire.

Un nodule thyroïdien prend l'apparence d'une petite boule à la base du cou, qui se découvre souvent au toucher. Les hormones sexuelles telles que les œstrogènes en excès ou les contraceptifs oraux auront tendance à provoquer ces nodules thyroïdiens qui, heureusement dans 95 % des cas, seront bénins[9].

D'après plusieurs experts, il n'est pas rare de retrouver un débalancement clinique de la thyroïde, malgré un test sanguin de thyroïde TSH considéré dans une valeur normale[10-13]. Nous pourrions dire quelques mots sur ces valeurs de référence que l'on dit normales ou anormales. Le bilan thyroïdien débute par une analyse de laboratoire que l'on nomme la TSH. On évalue le taux de TSH, qui doit être compris, en temps normal, entre 0,3 et 5 micro-unités par millilitre. Cet écart est énorme ; il est plus de 15 fois sa valeur de base. Il est donc difficile d'affirmer qu'une personne ne présente aucune anomalie thyroïdienne si son taux affiche 0,6 ou 4,7. Ces valeurs, étant aux extrêmes des valeurs normales, sont possiblement anormales pour ces gens. Il arrive souvent de voir des gens avec des TSH autour de 5 présenter des symptômes d'hypothyroïdie. Il faut d'abord écouter les symptômes du patient, et la présentation clinique doit avoir préséance sur des valeurs de laboratoire. D'ailleurs, nous pourrions nous poser la question : que sait-on exactement des valeurs normales ? Au départ, elles sont prises au hasard chez une population qui se dit en bonne santé. Mais est-ce vraiment le cas ? Chose certaine, les valeurs normales ne sont pas des valeurs optimales, et c'est ce que nous devrions rechercher d'abord et avant tout.

Grâce à l'ajout d'iode dans le sel de table, notre apport quotidien est généralement suffisant, mais comme les médecins et nutritionnistes suggèrent de réduire la consommation de sel de table afin de prévenir des problèmes d'hypertension artérielle, d'œdème en général, ou lors de la grossesse, il y a risque de carence. Pour augmenter sa consommation d'iode, surtout présent dans le sel de mer, on devrait privilégier les aliments suivants : algues, poissons, fruits de mer, soya, ail et haricots verts, œufs et produits laitiers. Et si l'on doit prendre du sel ajouté, mieux vaut utiliser le sel de mer complet, qui contient des minéraux et des oligoéléments en plus de l'iode.

LE THYMUS : NOTRE PROTECTEUR

Situé dans le thorax et recouvrant la partie supérieure du cœur, le thymus est une glande mystérieuse, car peu connue. De concert avec la thyroïde, le thymus assure la croissance de l'enfant et favorise la multiplication chromosomique. On le décrit comme une glande de l'enfance, durant laquelle elle joue un rôle de défense et de protection immunitaires. C'est grâce au thymus que le fœtus pourra se prémunir des infections, qu'il apprendra à se défendre adéquatement contre toute invasion microbienne grâce à la stimulation des cellules immunitaires, les lymphocytes. Aussitôt après la naissance, le thymus enseigne aux lymphocytes leurs rôles de protecteurs et c'est à partir de ce moment que le nourrisson devient une personnalité entière capable de se défendre et de réagir avec adresse dans un environnement considéré comme étranger. Le thymus distribue ensuite à toutes les cellules ganglionnaires du corps ses propres lymphocytes, qui leur serviront de sentinelles au cas où une infection du même genre reviendrait. Jusqu'à l'adolescence, le thymus diminuera graduellement de volume tout en conservant un contrôle sur le système lymphocytaire global.

S'il y a baisse de l'immunité lymphoïde, les infections surviennent, alors qu'au contraire si l'immunité est trop expansive, elle devient agressive et offensive en se retournant contre elle-même, créant les maladies auto-immunitaires tellement présentes aujourd'hui. Ce sont des maladies où notre système immunitaire assaille nos cellules saines, aussi bien dans nos articulations (arthrite rhumatoïde), notre thyroïde (thyroïdite), notre système cutané (lupus, eczéma, urticaire), notre système respiratoire (asthme, rhinite), notre système neurologique (sclérose en plaques), ou même notre système digestif (colite, maladie de Crohn).

La plupart des maladies auto-immunes sont à la hausse[14, 15] et sont le résultat de causes multiples : prédisposition génétique, infection qui a affaibli et irrité le système immunitaire, inflammation chronique non diagnostiquée[16], environnement toxique, manque de soleil (déficience en vitamine D)[17, 18], alimentation déficiente[19] ou trop modifiée, par exemple le gluten, qui a subi beaucoup de modifications transgéniques et qui devient un irritant sur un intestin poreux (leaky gut)[20, 21].

Notre société de consommation a créé un milieu de vie dans lequel la contamination par des agents chimiques et polluants n'est plus à ignorer. Nous sommes exposés à une multitude de produits contrefaits que nous avons créés et qui nous affectent et nous infectent quotidiennement, reléguant au corps la pénible tâche de les expulser, mais cette élimination est limitée et souvent chargée de conséquences néfastes au niveau de notre santé. Ces contaminants pénètrent quotidiennement dans le corps, autant par la respiration, l'alimentation que par l'absorption cutanée des crèmes de toutes sortes. Les causes exactes des maladies environnementales et leurs sources deviennent de plus en plus difficiles à cerner. Dans les processus allergiques et auto-immunitaires, l'individu devient hypersensible et intolérant à son environnement en se défendant par des réactions biochimiques excessives, avec surproduction de sécrétions (écoulement et mucus avec la conjonctivite, la rhinite, la bronchite, l'asthme…) ou un dérèglement de l'organisme qui n'est plus en mesure de reconnaître ses cellules normales et entreprend un processus de destruction de ses organes sains.

Un coup de cœur…

Il est intéressant de remarquer que l'étymologie du mot *thymus* signifie «souffle de vie et âme». Le cœur et le thymus sont au centre de la poitrine de l'homme. Le cœur n'est pas qu'une simple pompe, qu'un compresseur qui refoule le sang vers la périphérie. Il est le cœur de l'être, le centre autour duquel tout tourne. Il est même considéré comme une glande véritable. L'atrium, situé dans l'oreillette droite, cette petite chambre du deuxième étage, renferme la partie principale de cette glande et libère une substance que l'on nomme le facteur natriurétique, une hormone qui régularise le sodium, le potassium et l'eau. Il reste beaucoup à découvrir au sujet de cet organe qui semble si simple, mais dont on ne connaît pas vraiment toutes les fonctions et les interrelations avec les autres glandes. Tout porte à croire que la science découvrira d'autres hormones sécrétées par cet organe surprenant, et encore davantage de connexions nerveuses complexes avec tout le reste du corps.

Le cœur dispose d'un système électrique complexe et nous pouvons en mesurer certains fragments grossiers à l'aide d'un électrocardiogramme. L'énergie puissante se dégageant de cette petite centrale électrique est de nature affective. Le cœur vibre au diapason de toutes nos émotions et nous devons atteindre, avec une maturité sans cesse croissante, un état émotionnel stable. Plus nous sommes en harmonie intérieure, plus notre cœur bat à un rythme paisible et nous pouvons goûter à la quiétude du moment présent. Se libérer de ses inquiétudes, c'est aussi libérer le cœur de ses tensions.

Les maladies cardiaques

Nous sommes à une époque où les maladies cardiaques s'imposent dans la population. Cet accroissement significatif des maladies cardiaques n'est pas qu'une simple question de cholestérol ou de diabète à la hausse. Un bon nombre de personnes souffriront d'une maladie cardiaque, alors que tous les paramètres biochimiques sont excellents ainsi que le style de vie, mis à part le stress. En outre, depuis quelques années, nous voyons de plus en plus la femme souffrir de maladie cardiaque.

Les poètes chantent depuis des siècles la complainte des cœurs brisés et voilà que les recherches ont permis d'établir un lien entre une émotion forte et la cardiomyopathie (maladie cardiaque) de Takotsubo (myocytolyse coagulative). Une lésion réversible contractile du muscle cardiaque se produirait sous l'effet de l'accroissement intense de l'adrénaline. Les chercheurs de l'Université Johns-Hopkins ont appelé cette cardiomyopathie de stress le « syndrome du cœur brisé ». Une émotion trop intense ou la perte d'un être cher serait capable de nous *briser le cœur* au point de créer un spasme important des artères coronariennes, causant un malaise cardiaque, mais heureusement sans lésion définitive au muscle cardiaque.

Une étude qui a porté sur plus de 1600 patients atteints de maladies cardiaques démontre que dans les deux heures qui ont précédé leur infarctus du myocarde, la moitié de ces patients ressentaient de la colère[22]. La colère augmenterait les risques de maladies cardiaques de plus de 230 %. La colère est également cinq fois plus présente chez les gens qui souffrent d'arythmie cardiaque (allant de la fibrillation à l'arrêt cardiaque), alors que d'autres sentiments comme l'anxiété, la tristesse, l'inquiétude ont peu d'influence[23]. La dépression est aussi un facteur de risque considérable pour l'infarctus du myocarde ou la mort subite. Elle serait un facteur de mortalité important : en effet, trois personnes sur quatre mourront dans les six mois suivant un infarctus du myocarde s'ils sont aux prises avec une dépression non traitée[24]. Une étude portant sur des hommes qui avaient subi un infarctus du myocarde a démontré que le facteur primordial dans leur survie à long terme n'était pas leur régime alimentaire, le tabagisme ou l'exercice, mais le sentiment d'être aimé de leur épouse[25] ; voilà qui en dit long sur les effets de l'amour et du soutien affectif sur la santé.

Les causes de maladies cardiaques sont certes multiples, mais l'état psychologique joue certainement un rôle dans l'équation. À mon sens, la peur de suivre la voie de son cœur, de s'ouvrir sur le plan affectif, l'appréhension du pardon d'autrui, les inquiétudes face aux biens personnels ou au bien-être de ses proches, tous ces désarrois, toutes ces peurs peuvent nous égarer de notre centre et créer un déséquilibre psychique qui se répercutera physiquement sur le cœur. Nous devons nous donner les moyens d'accéder à un état de paix intérieure. Un mantra pour le cœur peut nous aider à y parvenir.

Un mantra pour le cœur

Un mantra est une formule condensée, formée d'une seule ou d'une série de syllabes, répétée de nombreuses fois et suivant un certain rythme et une tonalité. Le mantra sert souvent à canaliser et à ramener le mental, qui a tendance à sauter d'une idée à l'autre par association. En le ramenant à une phrase sur laquelle il peut se concentrer, le mantra apaise le mental erratique. C'est par le pouvoir du son que le mantra peut modifier autant celui qui le récite que son environnement tout entier. À titre d'exemple, le mantra national du Tibet est maintenant connu à travers le monde : OM MANI PADME HUM. Cela signifie en gros : hommage au joyau du lotus dans le cœur. La justesse de sa prononciation et de son rythme a toute son importance et peut décupler son effet. Récité tous les jours, ce mantra peut apaiser le mental indiscipliné et ramener la paix au cœur. C'est le mantra par excellence de la compassion.

Plusieurs techniques méditatives utilisent la force des triangles avec mantras pour travailler plus efficacement sur les organes et la psyché en vue d'un travail spirituel plus intense. Nous pouvons rencontrer cette approche autant dans le chamanisme que dans les multiples credos asiatiques, mais les triangles de force sont davantage étudiés dans certaines écoles bouddhiques tibétaines. Évidemment, il y a toute une science derrière cette approche méditative, et il ne s'agit pas ici d'entrer dans les détails des triangles de force qui sont actifs aux niveaux moléculaires et atomiques. L'Ashram canadien des sciences spirituelles et occultes au Québec fait un travail innovateur en ce sens.

Si on associe le cœur avec la pinéale et l'hypophyse, le cœur à la pointe inférieure et les deux autres glandes au sommet dans la tête, on obtient le triangle à visualiser en récitant le mantra tibétain : OM MANI PADME HUM. Le son soutenu OM à la pinéale, MANI PADME vers l'hypophyse et le HUM tombant au cœur.

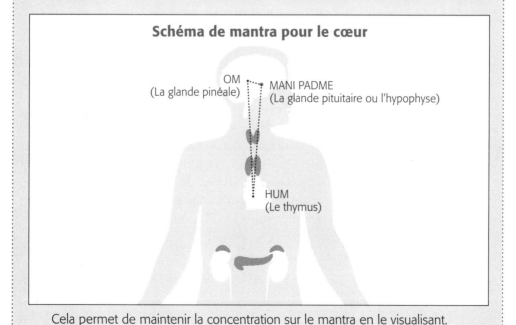

Schéma de mantra pour le cœur

OM
(La glande pinéale)

MANI PADME
(La glande pituitaire ou l'hypophyse)

HUM
(Le thymus)

Cela permet de maintenir la concentration sur le mantra en le visualisant.

Un exercice de respiration favorable au cœur

Inspiré de la tradition soufie, l'exercice suivant peut servir à titre préventif ou curatif. Il aura pour effet de recréer une cohérence cardiaque tout en favorisant l'équilibre émotionnel et en diminuant le stress en général.

Prenez sept respirations abdominales conscientes, profondes et lentes.

Portez votre attention sur la région du cœur et de la poitrine en ressentant et en visualisant une plus grande quantité d'oxygène qui alimente le cœur. Les artères coronaires qui nourrissent le cœur laissent s'écouler avec fluidité un sang lumineux dans toute la masse musculaire. Le cœur se sent fortifié.

Avec les paumes de mains placées sur la poitrine, percevez la chaleur qui se bâtit dans votre poitrine et ressentez l'amour et la gratitude qui y résident, pour vous-même et pour les autres.

LE PANCRÉAS : CAPTEUR D'ÉMOTIONS

Situé dans la région du plexus solaire, et sous l'estomac, le pancréas sécrète principalement dans le sang l'insuline et le glucagon, deux hormones nécessaires à la régulation de la glycémie (concentration du sucre dans le sang). Il a donc un rôle primordial dans la gestion du diabète et de l'hypoglycémie. De plus, il exerce une action digestive par les enzymes pancréatiques qu'il sécrète pendant les repas. Il joue donc un double rôle, étant à la fois une glande mixte à sécrétions internes (dans le sang) et externes (dans le tube digestif).

Cet organe est sans cesse stimulé par notre régime alimentaire trop copieux en sucre. Nous sommes des consommateurs de sucre invétérés, frôlant les 75 kilos de sucre annuellement. Dans son livre *The Blood Sugar Solution*, le docteur Hyman rapporte que les dernières recherches montrent que le débalancement de l'insuline est la cause majeure des problèmes de poids, du diabète, des maladies cardiaques, du cancer, de la plupart des démences séniles et même de beaucoup d'autres pathologies. De ce point de vue, le déséquilibre insuline/sucre serait la première cause des maladies cardiaques, alors qu'on a tendance à accuser le cholestérol, ce bon gras qui participe au maintien des membranes de toutes nos cellules et qui, de plus, est la molécule précurseure des hormones telles que le cortisol, l'œstrogène, la progestérone, et la testostérone.

Le pancréas réagit fortement aux émotions intenses, entre autres celles générées par le stress. Les différents nerfs afférents du plexus proviennent en partie du système nerveux parasympathique, mais aussi du système nerveux sympathique, ce qui explique une réaction vive à l'égard du stress dans cette zone du corps. Sous l'effet du stress, qui n'a pas déjà ressenti une boule au ventre, un nœud ou un serrement à l'estomac, des crampes intestinales, des nausées ? Pensons aux enfants qui ont mal au ventre lorsqu'ils sont anxieux. Le plexus solaire est un véritable siège des émotions comme la colère et la peur. Comme le stress est omniprésent et s'accroît de plus en plus, les problèmes liés au dérèglement des hormones pancréatiques (principalement l'insuline et le glucagon) sont de plus en plus nombreux. Le déséquilibre hormonal se manifeste par le diabète ou son contraire, l'hypoglycémie, tellement présente chez les jeunes. Lorsque le plexus solaire est perturbé, il s'ensuit également une mauvaise adaptation au stress. Tout cela crée un cercle vicieux où tout est ralenti, et le système digestif n'est plus capable de répondre adéquatement aux contraintes normales de son environnement. Le processus de régulation des contractions intestinales ainsi que la défense immunitaire dus aux aliments ingérés ne sont plus exercés efficacement, tant et si bien que le déséquilibre s'installe et les malaises arrivent.

Une grande partie de ce qu'on appelle les malaises dus au côlon irritable prennent leurs sources dans ce dérèglement au départ inaperçu, mais qui bientôt se manifeste dans des maladies beaucoup plus graves au niveau de tout le système digestif, que ce soit le reflux gastro-œsophagien, la gastrite, la maladie de Crohn, la colite et même les hémorroïdes.

La respiration abdominale profonde et lente aide à détendre le plexus solaire de façon rapide et constante. Apprendre à respirer par le ventre est essentiel lorsqu'il s'agit de vouloir relaxer. Les massages sont également utiles pour dégager les tensions sous le diaphragme et la partie supérieure de l'abdomen. D'ailleurs, il est possible de pratiquer l'automassage de l'abdomen.

L'automassage de l'abdomen

Placez les doigts juste sous la pointe du sternum et enfoncez-les légèrement pendant que vous expirez profondément. Puis glissez les doigts sous le rebord costal de chaque côté tout en continuant de respirer profondément et lentement.

Après quelques minutes, on peut passer à un exercice qui aura un effet sur tout le tube digestif et la digestion. Il s'agit de pratiquer la technique du pincé-roulé sur tout l'abdomen.

Cette manœuvre simple consiste à pincer la peau avec l'index et le pouce et à la faire rouler. Vous prenez un pli de peau entre le pouce et l'index et vous commencez à pousser avec le pouce le pli de peau pendant que l'index le retourne légèrement. Vous remarquerez qu'en certains endroits la peau est épaisse et douloureuse. Poursuivez doucement ; graduellement, les douleurs disparaîtront. Les infiltrats cellulitiques du tissu conjonctif céderont la place et de plus vous restaurerez une plus belle apparence à la peau abdominale tout en facilitant la digestion et en vous sentant détendu.

Boire une tasse de liquide chaud aide aussi à détendre la région de l'estomac et certaines tisanes (camomille, passiflore, valériane, tilleul ou kava) ont démontré des effets anxiolytiques bénéfiques.

LES GLANDES SURRÉNALES : À NOTRE DÉFENSE

Ces deux glandes de forme triangulaire sont situées aux pôles supérieurs des deux reins. Comme pour la glande hypophyse, la surrénale est divisée en deux parties distinctes : la corticosurrénale au pourtour de la glande et la médullosurrénale en son centre. La corticosurrénale agit dans tous les mécanismes de défense. C'est la glande de combativité ; elle produit une réaction puissante et immédiate en face de tout signe de danger ou de colère manifesté.

La rage, la peur ou la souffrance ont un effet très net et immédiat sur leurs sécrétions, en l'occurrence le cortisol. On remarque que chez l'animal batailleur le cortex surrénalien est très développé. Les surrénales servent à nous adapter à notre environnement extérieur et intérieur ; elles sont donc considérées comme les glandes du changement et qui dit changement dit stress, puisque toute adaptation crée un certain stress. Elles seront donc facilement surmenées au point de s'emballer si nous sommes trop sensibles. Nous devenons irritables, nous tombons sous l'emprise de la colère, tellement destructrice pour soi et les autres. L'exercice physique devient donc une soupape d'appoint et sa régularité donne moins d'emprise aux émotions de toutes sortes.

Chaque fois que nous vibrons à une émotion négative, le système nerveux sympathique s'active, entraînant une décharge hormonale au niveau des deux glandes surrénales. Une augmentation de l'adrénaline venant de la médullosurrénale stimule la majorité des organes (respiration et rythme cardiaque plus rapides, augmentation de la tension artérielle, etc.), alors que de son côté, la corticosurrénale, stimulée par l'hypophyse et l'ACTH, déverse une quantité importante de cortisol. Cette hormone est la véritable hormone du stress telle que décrite au départ par le docteur Hans Selye.

Véritable alliée dans notre quotidien, elle nous injecte une bonne partie de l'énergie requise pour accomplir notre journée. Mais si nous vivons la majeure partie de notre vie sous la dominance du cortisol, les différents organes de notre corps vont y devenir résistants et il en faudra de plus en plus pour qu'ils réagissent. Cette surproduction de cortisol finit par détériorer et faire vieillir plus rapidement le corps.

La cortisone pharmacologique est d'un grand secours pour ceux dont la sécrétion de cortisol n'est plus possible. Mais une trop grande quantité de cortisone ou de cortisol pendant une trop longue période peut être néfaste à tout l'organisme, voire mortelle. En petites doses physiologiques, le cortisol procure de l'énergie et un effet anti-inflammatoire. Mais en doses élevées et chroniques, il perturbe au plus haut point le corps et génère des problèmes divers : obésité, baisse immunitaire, rétention d'eau, décalcification des os, atrophie cutanée, élévation de la tension artérielle, faiblesse musculaire, etc.

Comme la plupart des hormones, le cortisol décrit un cycle circadien atteignant des valeurs maximales tôt le matin et diminuant de façon importante vers minuit. Il s'agit de l'axe hypothalamo-hypophyso-surrénalien dont l'activité glandulaire est si importante au quotidien.

Je fais régulièrement les bilans sanguins et salivaires échelonnés sur quatre prises durant la journée pour m'apercevoir qu'une grande majorité des gens souffrent de dérégulation de leur cortisol. Fréquemment, je remarque que, malgré une dose normale de 500 nmol/L à 8 heures le matin, dès midi le seuil tombe sous les 100, entraînant prématurément une fatigue. D'autres personnes, au départ sous l'effet d'un stress chronique, auront une valeur trop élevée tout au long de la journée. Elles seront ces personnes hyper dynamiques, hyper stimulées, toujours entre deux chaises et n'ayant pas le temps de manger calmement et de se reposer. Elles seront la proie d'une hypercortisolémie, qui peut se traduire par les effets suivants[26-28] : perte de calcium, ostéoporose, hypertension, retard de cicatrisation, obésité tronculaire, bosse de bison en cervical inférieur, faciès bouffi, hirsutisme (pilosité accrue), diabète, maladies cardiaques, cancer, sueurs froides, troubles hormonaux divers…

Finalement, après quelques années de stress continu, les glandes s'épuisent et le cortisol chute, ne pouvant remonter à des valeurs normales, ce qui peut entraîner une fatigue constante, l'hypotension artérielle, l'hyperpigmentation de la peau, une perte de minéraux, l'hypoglycémie et l'hypothyroïdie telles que rencontrées également dans la maladie d'Addison.

Véritable fléau, le stress cause plusieurs des maladies qui font l'objet de consultations médicales. Nous vivons à une vitesse déraisonnable et nous sommes accessibles 24 heures sur 24, même en vacances. Partout et en tout temps, le monde entier peut nous contacter. Mais pouvons-nous communiquer avec nous-mêmes ? Prenons-nous le temps d'être présents à nous-mêmes ? Non, nous n'avons plus le temps. Nous sommes trop sollicités, notre ligne personnelle est en dérangement ou trop occupée. Nos pensées nous assaillent constamment et nous hantent. Nous avons cessé d'être à l'écoute de nous-mêmes, de notre corps. Nous travaillons et agissons en automates sans être dans le présent, ici et maintenant, tant et si bien que ce qui préoccupe notre esprit prend plus de place et a plus d'importance que ce que nous sommes en train de faire ou qui nous sommes véritablement !

Nous avons besoin d'un temps de repos, d'un temps de recueillement tous les jours et même plusieurs fois par jour ! Le mental doit être mis en berne plus souvent. Il n'est pas le commandant, mais plutôt à notre service.

Les triangles de force

La méditation est un outil précieux pour retrouver notre créativité et notre authenticité. Nous pouvons reprendre l'exercice méditatif du triangle de force en intégrant cette fois-ci les surrénales. Nous pouvons donc effectuer le premier triangle formé de la pinéale, de l'hypophyse et du cœur (triangle supérieur dans l'axe avant-arrière) et lui adjoindre le nouveau triangle formé du cœur et des deux surrénales (axe droite-gauche). Le premier triangle pointe vers le bas et le deuxième triangle pointe vers le haut, les deux se rencontrant au cœur. On peut également poursuivre avec le mantra OM MANI PADME HUM, de la manière suivante :

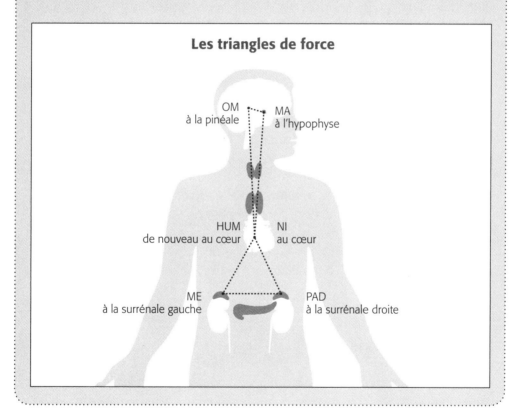

Les triangles de force

OM
à la pinéale

MA
à l'hypophyse

HUM
de nouveau au cœur

NI
au cœur

ME
à la surrénale gauche

PAD
à la surrénale droite

LES GONADES : PORTEUSES DE VIE

Les gonades sont nos glandes sexuelles : deux ovaires chez la femme et deux testicules chez l'homme. Les testicules participent à deux niveaux de sécrétions : du côté interne par la testostérone libérée dans le sang et du côté externe par les spermatozoïdes contrôlant la reproduction de l'espèce humaine.

Les problèmes de fertilité se sont accrus considérablement depuis les dernières décennies. De nombreuses études démontrent les conséquences de notre environnement toxique sur la reproduction et particulièrement sur la fertilité masculine. Déjà en 1992 on faisait état d'une dégradation régulière de la qualité et de la quantité de spermatozoïdes depuis 1950, passant de 100 millions par millilitre à 50 millions par millilitre[29].

Les cosmétiques de tous les jours et les contenants de plastique contiennent des substances chimiques qui miment les hormones comme les œstrogènes et agissent à leurs sites récepteurs[30]. On appelle ces *bluffeurs* dangereux des xénoestrogènes. Nous vivons actuellement dans un océan d'œstrogènes et cette dominance œstrogénique nous apporte son lot croissant de désagréments[31, 32] : puberté précoce, syndrome prémenstruel, cycles menstruels irréguliers, acné, hirsutisme (pilosité accrue), sensibilité et kystes mammaires, obésité, fibrome utérin, ostéoporose, endométriose, dépression, perte de libido, cancers du sein[33], des testicules et de la prostate.

Les cancers en relation avec les hormones telles les œstrogènes sont les plus nombreux : un homme sur six sera atteint d'un cancer de la prostate et une femme sur neuf développera un cancer du sein. Malgré une médecine de haute qualité avec une technologie de pointe, la progression des cancers ne cesse d'augmenter.

Il existe une panoplie de substances xénoestrogènes non réglementées et qui font partie de notre usage courant. Les études à long terme tardent à venir et ne sont pas prises suffisamment en compte. Les polluants organiques, les organochlorés (phtalates que l'on retrouve dans les vernis à ongles), les fongicides (préservatif de bois), les herbicides, les stimulateurs de croissance (testostérone, progestérone, estradiol et autres synthétiques), les agents de conservation (BHA, BHT), le colorant alimentaire (érythrosine, FD red n° 3) et le bisphénol A (contenu dans certains emballages plastiques alimentaires, emballages de boîtes de conserve, CD, bouteilles réutilisables, styromousse et même dans certains tickets de caisse enregistreuse) agissent comme perturbateurs endocriniens. Pour éviter le bisphénol A, on peut se référer aux sigles de recyclage. Les objets qui en contiennent sont marqués d'un triangle avec un chiffre au centre. Les chiffres à éviter sont le 3, le 6 et le 7, qui contiennent du PVC et du polycarbonate. Il faut repenser la qualité de notre environnement rapidement.

Le mot d'ordre est d'en utiliser moins ou, mieux encore, de les éliminer. Prenez soin de votre corps en évitant les shampoings à base d'hormones et de placenta, qui augmentent la dominance en œstrogènes ou les crèmes solaires qui contiennent une longue liste d'ingrédients. En général, plus la liste d'ingrédients est longue, plus les produits sont à éviter (il en est de même pour les denrées alimentaires). La beauté avérée débute toujours de l'intérieur ; surveiller son alimentation, faire une cure de détoxification et transpirer régulièrement par des exercices et du sport sont les prémisses d'une bonne santé.

Petit conte « hormonal » véridique

Dans son livre *You've Hit Menopause : Now What ?*[34], le docteur George Gillson relate la saga entourant une étude pharmaceutique qui a fait beaucoup de bruit : la WHIS. Je reprends ici, en mes mots, l'essentiel de son propos.

Il était une fois une grande compagnie pharmaceutique (Searle, Upjohn, Wyeth-Ayerst) qui engagea un grand docteur pour décrire les vertus d'une supplémentation hormonale. On racontait qu'un supplément à base d'œstrogènes pouvait empêcher le vieillissement de la femme, lui garder une éclatante jeunesse. La gent médicale, voulant le plus grand bien des femmes, prescrit avec empressement cet élixir. Mais voilà qu'après quelques années, une faille émergea : ce remède miracle augmentait le risque de cancer utérin.

Sans trop se poser de questions, on ajouta à cette hormone œstrogénique venant de la jument l'AMP (acétate de médroxyprogestérone) pour freiner le virulent cancer de l'endomètre qui venait envenimer la situation. La poussière retomba et tout semblait revenir à la normale, tant et si bien que l'on continua de prescrire de plus belle la substance améliorée… Et pourtant, de gros nuages sombres commençaient à apparaître dans ce ciel bleu.

En 2002, la tempête déferla : l'étude WHIS (Women's Health Initiative Study) a dû être interrompue après les résultats obtenus auprès de 16 608 femmes qui avaient reçu l'élixir Prémarin et Provera. La preuve était faite : il y avait plus de dangers potentiels que de bénéfices favorables :

41 % plus d'accidents vasculaires cérébraux

29 % plus de maladies cardiaques

26 % plus de cancers du sein

50 % plus de problèmes de formation de caillots vasculaires

contre

37 % moins de cancers colorectaux

28 % moins de fractures

Cette étude a démontré que les hormones synthétiques de remplacement, tels le Prémarin et le Provera, occasionnent plus de dommages que de bénéfices chez la femme. Mais allons-nous pour autant laisser les symptômes de la ménopause faire leurs ravages ? Qu'est-ce qui ne va pas dans cette étude magistrale ? Nous devons réaliser que l'étude a été menée avec des hormones œstrogéniques équines et une hormone synthétique progestative. La méprise vient du fait que ces hormones non bio-identiques ne sont pas complètement compatibles avec l'être humain. L'hormone de jument n'est pas une hormone pour la femme et les produits synthétiques hormonaux renferment plusieurs métabolites nocifs pour la santé.

Il ne faut pas rejeter d'emblée l'usage d'hormones de remplacement, car ce serait renoncer au soulagement de la souffrance de la femme. Heureusement qu'il y a des options comportant peu de risques. Il faut réaliser que les hormones sont des substances puissantes et que l'utilisation de produits physiologiques naturels comporte beaucoup moins de risques.

Les hormones bio-identiques sont les hormones qui sont identiques en tout point à celles produites naturellement par le corps. Elles sont produites par les ovaires et en partie par les surrénales après la ménopause. Les principales hormones œstrogéniques sont l'estradiol, l'estriol et l'estrone. L'estriol est la plus faible (jusqu'à 100 fois), mais elle est suffisamment forte pour produire des effets positifs. La progestérone, cette hormone du second cycle menstruel, est très relaxante pour la femme et nourrit plusieurs récepteurs partout dans le corps. Même chez la femme qui a eu une hystérectomie, l'ajout de progestérone est important, car celle-ci agit à plusieurs autres niveaux que l'utérus. Elle produit entre autres un effet sédatif, un effet diurétique et même un effet anti-androgènes (utile chez les cas d'acné persistant).

Deux autres hormones bio-identiques sont propices à l'homme et à la femme ; il s'agit de la DHEA produite par les surrénales, qui est une hormone anabolisante androgène et réputée pour ses effets énergisants et antivieillissement. Cette hormone augmente aussi la libido, la force musculaire et favorise le bien-être en général[35]. Son efficacité par voie externe est encore contestée, de nombreuses études n'ayant pas donné de conclusions concertées selon les pays. Elle est en vente libre aux États-Unis depuis 1990. L'Agence mondiale antidopage met la DHEA dans son tableau des substances interdites pour les sportifs étant donné son effet stéroïdien et anabolisant. Elle est un précurseur de la testostérone et des œstrogènes.

La testostérone est sécrétée par les testicules chez l'homme et en quantité moindre chez la femme par les ovaires, par les surrénales et en conversion périphérique (50 %). Tout comme les autres hormones stéroïdiennes, la testostérone est un dérivé du cholestérol. Ses niveaux varient durant le jour et ses pics sont atteints tôt le matin, le sommeil contribuant à sa régénération. L'alimentation[36-38], la supplémentation en zinc[39, 40], l'exercice[41, 42] et la vitamine D[43] ont un effet notoire sur la production de testostérone, alors que trop de sucre produit l'effet inverse. Le stress a un effet à la baisse sur la testostérone alors que le cortisol est en surproduction, les deux entrant en compétition. Le niveau de testostérone est maximal vers 30 ans et commence à décliner en douceur par la suite.

Tout comme la femme, l'homme pourra également avoir besoin d'hormones de remplacement en vieillissant. Les symptômes d'une baisse hormonale s'échelonnent très graduellement et peuvent passer inaperçus : perte de libido, sautes d'humeur, troubles d'érection, fatigue, perte de la masse musculaire et osseuse, augmentation de la masse adipeuse abdominale… Un bilan sanguin permettra de statuer sur le manque en question et les symptômes d'andropause se corrigeront aisément avec un supplément de testostérone, de zinc et des exercices. De façon générale, les hommes consultent beaucoup moins (pas suffisamment) que les femmes pour ces problèmes…

Avant de prescrire des hormones de remplacement, je m'assure que la personne est en bonne santé générale et que son mode de vie est sain. Par expérience, je remarque que près de 40 % des clients symptomatiques de la ménopause et même de l'andropause verront leurs symptômes disparaître en changeant leur mode de vie.

Les crèmes d'hormones bio-identiques peuvent se donner à différentes concentrations et s'absorbent très bien par la peau, ce qui permet de donner des doses beaucoup plus faibles n'ayant pas à passer directement par tout le système digestif et le foie. Une crème transdermique peut contenir toutes les hormones précédemment énumérées. Les crèmes bio-identiques sont utiles autant chez la jeune femme présentant des irrégularités menstruelles ou chez la femme plus âgée qui présente des symptômes liés à la ménopause.

Le respect de nos rythmes biologiques

Les rythmes biologiques jouent un rôle capital dans le fonctionnement de l'être humain. Toute la nature est rythmique et il en est ainsi dans notre corps. Nos hormones présentent des cycles et fluctuent tout au long de la journée. Le cortisol est très élevé le matin et décroît graduellement vers minuit alors que la mélatonine, cette hormone du sommeil, atteint son paroxysme tardivement le soir et décroît graduellement jusqu'au matin. Du rythme respiratoire au rythme cardiaque, des états alternés de veille et de sommeil, des cycles ovulatoires aux cycles de sécrétions hormonales, des rythmes saisonniers aux rythmes des planètes, tout dans cet univers suit des lois de périodicité.

Les glandes en général fonctionnent de façon interactive et de façon cyclique. Cette périodicité est encore plus évidente dans le cycle menstruel de la femme qui, comme la lune, a un rythme de 28 jours en général. Chaque mois, le système reproducteur de la femme répète une série d'événements réguliers contrôlés par ses hormones. Ces cycles permettent la fécondité chez la femme et assurent la reproduction de l'espèce humaine. Depuis des générations, la notion de menstruations a été bafouée et même honteusement cachée. Il faut redonner leur importance à ces cycles essentiels pour la femme. Une menstruation n'est pas une chose gênante, mais l'occasion pour la femme de se retrouver en elle-même, un moment d'introspection pour renouer intimement avec sa féminité.

Il est fascinant de constater à quel point la femme est en accord avec la terre. Les eaux planétaires et les marées sont influencées par la périodicité de la lune et la femme en ressent les effets. Les Amérindiens avaient compris cette phase du cycle de la femme. On disait de la femme en période menstruelle qu'elle était dans sa *lune*. Ce moment était privilégié pour elle. Elle se retirait de la communauté et se retrouvait dans une hutte spéciale désignée pour les femmes en période menstruelle. La femme délaissait ses tâches quotidiennes et était comme une reine pour ces quelques jours. On reconnaissait à ces cycles la valeur créative et féconde de la femme en harmonie avec la terre mère et ses saisons. Évidemment, cette pratique est difficilement applicable dans nos sociétés modernes, mais il y a moyen de s'inspirer de ce regard positif sur le cycle menstruel.

Vers la quarante-neuvième année, soit sept cycles de sept, se profile la ménopause. Autant dans la période de fertilité les douleurs menstruelles ont pu être présentes, autant les symptômes du retrait des menstruations pourront être dérangeants. Pour plusieurs, malheureusement, cette période est très inconfortable avec bouffées de chaleur, perte de sommeil, perte d'énergie, perte de libido, perte de sécrétions de façon générale, irritabilité, mauvaise estime de soi…

La ménopause ne pourra être comprise véritablement et vécue agréablement que si la période de fertilité-menstruations a été comprise et vécue sagement. Elle est une transition importante dans le cycle de la femme, une préparation à cette deuxième moitié de vie où la créativité (fécondité) peut s'exprimer sur d'autres plans. Le fait d'accepter et de réfléchir au nouveau rôle qu'elle veut occuper dans la deuxième partie de sa vie peut apporter un mieux-être à la femme. Fréquemment, des femmes ayant atteint ce second souffle à 49 ans (après que les symptômes physiques eurent disparu) m'ont dit à quel point elles se sentaient bien dans leur peau et plus en forme que jamais.

NOUS SOMMES LE REFLET DE NOTRE SYSTÈME ENDOCRINIEN

La compréhension des glandes et de leurs interactions multiples au niveau du corps et de l'esprit en est encore à ses balbutiements, mais une chose est certaine. L'étude du système endocrinien ouvre la porte à une vision globale de l'humain dans laquelle les pensées, les émotions, l'environnement et le stress ne peuvent être dissociés de la biologie et peuvent provoquer des déséquilibres dont les effets se font sentir sur tout le corps. Les prochains chapitres s'attarderont davantage sur notre environnement externe, dans un premier temps, puis sur notre environnement interne, formé de pensées et d'émotions.

CHAPITRE 5

LE POUVOIR DE NOTRE ENVIRONNEMENT

« Tout ce qui s'oppose à nous ne peut être changé. Mais rien
ne peut être changé tant qu'on ne s'y oppose pas. »
JAMES BALDWIN

Nous est-il possible d'imaginer jusqu'à quel point notre environnement
influence notre devenir, à tout moment ? La plupart du temps, au
contraire, nous pensons exercer un contrôle sur ce dernier. Et pourtant…

Don Coffey, Ph. D., grand chercheur en cancérologie à l'hôpital Johns-
Hopkins, nous fait réfléchir en évoquant cet exemple plutôt amusant. Prenons un œuf et laissons-le trois semaines à la température ambiante. Nous
ne pourrons manger cet œuf, car il sera pourri, il dégagera une odeur nau-
séabonde et il sera bon à mettre à la poubelle. Prenons un œuf identique,
plaçons-le trois semaines à une température de 37,5 degrés Celsius et impo-
sons-lui une petite rotation trois fois par jour. Le résultat sera complètement
différent : un beau petit poussin percera la coquille et nous regardera en
piaillant. L'environnement peut tout créer : du chaos jusqu'à un ordre bien
défini.

L'être humain réagit constamment à ce qui l'entoure, souvent à son insu.
En ce sens, notre environnement n'est pas aussi inoffensif que nous le
croyons. Toute entité vivante a une identité électromagnétique qui lui est
propre. Notre corps, ce petit univers électromagnétique, est lui-même plongé
dans le grand océan électromagnétique de l'univers entier. Tout est communication visible et invisible et, comme Einstein le concevait, tout est en

communication, peu importe la distance. Cette vaste toile qui nous compose et qui constitue notre environnement n'est jamais inoffensive.

Dans ce chapitre, nous aborderons quelques dimensions de cet environnement qui peuvent influer sur notre santé. À plus large échelle, nous verrons ensuite comment l'environnement, sous toutes ses formes, pourrait même influencer l'expression de notre patrimoine génétique !

NOTRE UNIVERS SONORE

L'environnement musical nous façonne, positivement ou négativement, et se répercute sur notre santé. Les effets de la musique sont multiples et surprenants chez l'humain. Chez les bébés, les premiers babillages tentent de reproduire des notes entendues, alors que les jeunes enfants adorent se dandiner au son de la musique. Chez l'adulte, elle peut raviver des émotions ressenties des années auparavant[1, 2]. Il n'y a pas de doute que la musique apporte un bienfait général à l'être humain[3-9].

La musique favorise les connexions des différentes zones cérébrales et agit comme un véritable neurostimulateur. Les capacités cognitives sollicitées par la musique sont nombreuses : elle développe le cortex, les facultés d'apprentissage et de concentration[10]. Des études démontrent ses nombreux bienfaits : elle renforcerait la plasticité cérébrale[11], la mémoire, la capacité d'apprentissage, l'intelligence émotionnelle[12] et l'empathie. Elle diminuerait le stress et son hormone, le cortisol, et elle ralentirait même le vieillissement cognitif. La musique est donc plus qu'un art ou un loisir ; elle est un véritable outil thérapeutique. Elle orchestre l'activité de nos nombreux circuits cérébraux et renforce le dialogue entre les aires cérébrales. Certaines études avancent même qu'elle aide au traitement des troubles de la motricité, du langage et de la mémoire[13].

Les œuvres musicales ont une structure expressive suffisamment puissante pour imposer des états émotionnels communs à un grand nombre d'auditeurs. Même chez les autistes, on observe que la musique leur permet de dépasser leurs peurs et les rend plus détendus[14-17]. Grâce à la musique, ils parviennent à contourner leur incapacité à exprimer des émotions et deviennent plus réceptifs. La même réaction a été observée chez les patients âgés souffrant de la maladie d'Alzheimer[18-21]. J'ai été à même de constater avec stupéfaction à quel point la musique permet à ces gens de sortir de leur prison mentale. Avec un casque d'écoute et une chanson tirée du répertoire d'antan, l'être égaré dans ses pensées commence à ouvrir grand les yeux et à fredonner la mélodie qu'il reconnaît. Les mots oubliés lui reviennent de façon surprenante et voilà qu'il commence à gesticuler doucement en harmonie avec la sonorité musicale.

La musique est un ancrage puissant dans le moment présent. Je suis d'avis qu'il serait bénéfique de mettre de la musique dans les résidences pour personnes âgées, avec une prédominance de musique classique à faible volume. Souvent, l'ambiance sonore s'y résume au bruit d'une télévision que personne ne regarde et dont les publicités, présentant des biens de consommation inutiles pour les résidents, assomment littéralement leurs cerveaux.

Même dans la salle d'opération, certaines études ont montré que les médecins sont plus concentrés, efficaces et performants avec une musique classique[22-24]. Les patients présentent moins d'anxiété, une réduction des besoins en sédation, un ralentissement du rythme cardiaque et une baisse de la tension artérielle alors que de son côté, le chirurgien est plus performant dans l'exécution de ses tâches.

L'imagerie médicale (résonance magnétique) a démontré clairement que la musique stimule des zones cérébrales (par exemple, les zones frontales gauches) tout comme peuvent le faire certains médicaments[25]. Elle permettrait aussi d'apaiser les zones du cerveau activées par des émotions négatives.

Un père à qui j'avais conseillé de mettre de la musique classique dans sa voiture m'a dit après quelques semaines : « La musique ça marche, en voiture c'était souvent la chamaille avec les enfants, mais depuis que j'ai mis de la musique classique, tout est beaucoup plus calme. »

Il faut user de discrimination quant au style de musique. La musique douce favorisera la paix intérieure alors que les musiques à rythme rapide éveillent et stimulent les centres inférieurs (abdomen et jambes) qui sont prêts à danser. Autrement dit, Mozart apaise alors que la techno et le heavy metal ont l'effet inverse[26]. Il ne faut pas s'en tenir qu'à la sonorité instrumentale, il faut également écouter les paroles ; certains chanteurs s'époumonent et vocifèrent des mots agressifs qui s'impriment dans notre cerveau[27].

Certaines musiques comme le heavy metal perturbent à leur insu beaucoup de jeunes qui croient pourtant en son pouvoir stimulant positif. En revanche, la musique classique accroît le pouvoir de concentration et diminue la dépression chez les jeunes[28-32]. Par contre, une étude menée à l'University of Wales Institute et publiée dans la revue *Applied Cognitive Psychology* en 2010 suggère que la musique peut nuire au travail de mémorisation.

Certains types de musique, comme la musique classique et les musiques de relaxation, sont en quelque sorte un remède antistress universel.

Le souvenir d'un voyage en Thaïlande me revient en mémoire, alors que mon épouse et moi avions pris un taxi. Nous étions sur une petite route, à deux sens, où les voitures roulaient très vite. Tout à coup, notre chauffeur commence à dépasser les voitures, empiétant sur la voie de gauche. Et qu'est-ce que je vois devant? Un gros autobus qui file droit sur nous! Notre voiture ne peut se ranger à droite. J'ai pensé, en prenant la main de mon épouse: «Ça y est, c'est foutu.» Le mastodonte arrive droit devant, les secondes s'éternisent pendant que l'autobus empiète sur l'accotement et que la voiture à notre droite fait de même. Au centre du chemin, nous passons entre les deux à pleine vitesse, transformant ces deux voies en trois! J'avais beau dire au «pilote de course» que nous n'étions pas pressés et qu'il devait ralentir, il me regardait en souriant, me montrant ses dents blanches, balançant la tête et me faisant signe que oui. Mais voilà qu'il recommençait de plus belle, plus vite, refaisant allègrement le coup des «trois voies». Je voyais que mes recommandations le faisaient sourire, mais ne changeaient en rien sa conduite infernale. Puis j'ai réalisé que la musique qui jouait était très rythmique, enjouée et saccadée. Pour ma part, elle m'exaspérait. Il me vint à l'idée de lui donner une cassette de musique douce, quasi méditative, dans laquelle on entend du sitar et des tabla. J'apporte toujours ma musique en voyage, car je m'en sers régulièrement pour méditer. Je lui tends la cassette et il l'insère aussitôt dans son lecteur. En l'espace d'une minute nous avions rétrogradé de plus de 20 kilomètres-heure et surtout, il perdit l'envie de doubler impunément et inconsciemment. Comme il avait aimé cette musique, je lui en fis cadeau à notre arrivée, sains et saufs.

NOTRE UNIVERS SILENCIEUX

Le développement des technologies radiofréquences s'est largement amplifié au cours des dernières années, tant et si bien qu'elles font partie de notre environnement, qu'on le veuille ou pas. Que ce soit les communications wi-fi, Bluetooth, les antennes relais qui fusent de toutes parts, ou toutes ces générations de téléphonie cellulaire et même nos éclairages au néon, nous sommes exposés à ces ondes qui pénètrent dans l'intimité de nos maisons. Mais quel en est l'impact sur notre santé? Les études n'ont pas démontré de lien de cause à effet quant à leur dangerosité. Cela dit, j'ai rencontré à plusieurs reprises des patients qui semblaient perturbés physiquement et psychiquement par ces fréquences. Nous qualifions ces personnes d'électro-hypersensibles.

Ces symptômes d'intolérance sont reconnus comme réels entre autres par l'OMS bien que la cause n'en soit pas formellement reconnue[33, 34]. Les effets pervers des champs magnétiques sont considérés comme dangereux à des seuils élevés, mais certaines personnes réagissent à des intensités bien inférieures aux seuils légaux prouvés sans danger[35].

Les symptômes sont divers : fatigue chronique, troubles dermatologiques, maux de tête, troubles de concentration, vertiges, irritations à la gorge et au nez, anxiété, irritabilité et même troubles du rythme cardiaque[36, 37]. De plus, tous les éléments métalliques et amalgames dentaires composés de plomb et de mercure (les plombages) peuvent en favoriser la manifestation[38, 39].

Il est difficile de savoir pour l'instant si nous sommes des personnes hypersensibles à ces fréquences et si nous devrions dans la mesure du possible apporter des changements à nos habitudes technologiques. Diminuer le plus possible notre exposition est une pratique simple et à la portée de tous. Il serait préférable de mettre notre téléphone sur mains libres le plus souvent possible et d'utiliser le mode avion lorsque nous le transportons près du corps. Les études sont en cours et nous devons pousser davantage les recherches sur ces fréquences possiblement nocives pour les gens hypersensibles.

NOTRE UNIVERS VISUEL

Tout ce que nous voyons n'est pas banal et sans conséquence. Tout s'imprime dans notre mental et notre subconscient, et peut nous influencer profondément, à notre insu. Par exemple, les messages véhiculés par les publicités et les nouvelles à la télévision s'incrustent dans notre cerveau et manipulent notre psychisme. Pour preuve, les images visionnées sur le petit écran vont souvent nous poursuivre jusque dans nos rêves. Des études ont montré que les étudiants regardant des films qui génèrent un sentiment de détresse, comportant des scènes de guerre ou véhiculant de l'agressivité ont vu leur taux de protéines immunitaires baisser, diminuant leur résistance aux infections[40].

L'inverse est également vrai. Des études ont clairement démontré que le visionnement de films de qualité émotionnelle positive pouvait renforcer la réponse immunologique[41]. La quantité des protéines immunitaires d'IgA salivaires s'est accrue immédiatement chez les étudiants qui ont regardé un film sur Mère Teresa comparativement à ceux ayant visionné à un film dont le contenu émotionnel était qualifié de neutre.

Alors que nous soupçonnions déjà le pouvoir des images véhiculées par la télévision, nous connaissons peut-être moins l'influence des couleurs sur notre état général[42]. La décoration à la maison ou la teinte des murs au travail auraient une influence sur nous[43-45]. Certaines études ont montré que des sujets travaillant dans un bureau peint en rouge faisaient moins d'erreurs que ceux qui se trouvaient dans un bureau peint en blanc. Cependant, les sujets du premier groupe présentaient un plus grand indice d'anxiété, alors qu'un bureau peint en bleu produisait un effet apaisant.

Une autre étude a montré que des enfants handicapés démontraient davantage d'agressivité dans un environnement aux couleurs chaudes, alors que les comportements agressifs étaient réduits dans un milieu aux teintes froides. Les teintes de rose contribuaient, de leur côté, à réduire les comportements agressifs dans des centres correctionnels[46].

Si on transpose ces étonnants résultats à notre réalité, on peut penser, par exemple, qu'une chambre peinte en rouge ne nous prédisposera pas à un bon sommeil, alors qu'une chambre de couleur bleue ou verte aura un effet apaisant et guérisseur. Peut-être même que la couleur de nos vêtements pourrait influencer nos comportements, qui sait ?

Les couleurs sont des particules lumineuses énergétiques que nous nommons photons. Bien que nous n'ayons pas de véritable explication scientifique quant à la façon dont elles agissent sur nous, des résultats pratiques sont clairement observés[47]. La chromothérapie (ou thérapie par les couleurs) est utilisée depuis des décennies en médecine[48]. On traite notamment les ictères (jaunisse) du nouveau-né avec de la lumière bleue. Certaines couleurs produiraient même des effets physiologiques[49] bénéfiques (contrôle de la tension artérielle, réduction de la production de mélatonine durant le jour). C'est un domaine fascinant qui demande à être exploré davantage par la science.

NOTRE UNIVERS MATÉRIEL

Les objets et produits dont nous nous servons quotidiennement peuvent avoir un effet bien concret sur notre santé. Nous avons vu l'exemple des substances « xénestrogènes »[50-61], au chapitre 4, dans la partie sur les glandes sexuelles.

Mais l'influence des produits ou des objets qui nous entourent ne se limite pas à leur composition chimique. Leur composition énergétique, si on applique ici les principes de la physique quantique, peut nous affecter tout autant.

Voici un exemple (surprenant, j'en conviens) d'une influence que j'ai pu observer chez une patiente et qui, selon moi, était possiblement créée par des objets qui semblaient en apparence « inoffensifs » pour sa santé :

Nathalie se présente pour la première fois à mon cabinet pour des maux de ventre accompagnés de saignements utérins abondants. Depuis quatre mois, elle a consulté son médecin et un gynécologue, qui lui ont prescrit des médicaments qui n'arrivent pas à la soulager. Même en dehors de la période de menstruations, les douleurs abdominales sont très présentes. Elle a cessé sa médication depuis trois semaines et me consulte sous la recommandation de sa mère. À 25 ans, elle a toujours été en bonne santé sauf pour cette douleur abdominale présente depuis six mois.

Un questionnaire complet sur son style de vie, ses habitudes et ses antécédents ne me révèle rien d'inhabituel, à part un voyage au Pérou il y a six mois, alors qu'elle a visité la mythique montagne du Machu Picchu. Je lui demande ce qu'elle a visité exactement. Comme la plupart des gens, elle a fréquenté, me dit-elle, les sites archéologiques usuels. Je la regarde et je réalise qu'elle porte un collier et des boucles d'oreilles en argent qui pourraient venir d'Amérique du Sud. Je lui demande si elle a acheté ces remarquables bijoux au Pérou. Elle répond que non, elle les a pris dans une grotte dissimulée près du Machu Picchu. C'était un endroit de sépulture, elle a retiré ces bijoux d'une tombe ! Nous sommes en plein Indiana Jones *! Il me semble que ces bijoux peuvent avoir un effet néfaste sur Nathalie. Je lui suggère de cesser de les porter. Nathalie ne croit pas un mot de tout cela.*

J'ai fait un test de kinésiologie appliqué, tel qu'enseigné par le docteur Goodheart. Ce test a démontré une grande faiblesse de son organisme lorsqu'elle portait ces bijoux. Étant donné leur beauté, Nathalie a refusé de s'en débarrasser et me demanda une médication pour ses douleurs. Je la revis une semaine plus tard, toujours souffrante. Je réitérai ma recommandation de ne plus porter ces bijoux. Je réussis à la convaincre cette fois.

Deux semaines plus tard, je l'ai revue, complètement radieuse. Elle me dit que deux jours après avoir enlevé ces bijoux, toutes ses douleurs avaient disparu.

Je l'ai revue deux ans plus tard pour des douleurs abdominales identiques, présentes depuis deux semaines. Ne croyant plus à ces histoires, elle avait recommencé à porter ses beaux bijoux depuis quelques semaines...

Un tel exemple, hors de l'ordinaire, peut provoquer une certaine incrédulité, j'en suis conscient. Mais si on se place du point de vue de la physique quantique, on admet alors que tout possède une vibration. Par exemple, une belle toile accrochée au mur peut avoir une influence sur tous ceux qui la regardent. Et l'inverse peut se révéler vrai. Bien que cela puisse paraître surprenant, il m'est arrivé de réaliser que la fatigue chronique dont souffrait un patient était en partie entretenue par de grandes peintures, ornant les murs de sa chambre à coucher, dont les motifs représentaient des têtes de mort.

NOTRE ENVIRONNEMENT HUMAIN ET NATUREL

Les personnes malades doivent, la plupart du temps, séjourner dans des hôpitaux pour recevoir des traitements, et c'est bien ainsi. L'étymologie du terme *hôpital* signifie d'abord chambres pour les hôtes, et ce mot est lié au concept d'hospitalité. Mais les hôpitaux sont de plus en plus imposants et assortis de hautes technologies avant-gardistes. Qu'en est-il du patient qui vit dans cette grande institution ? Il se retrouve dans un milieu où les stimuli propices à la santé sont absents. Qu'il s'agisse des heures de visite fixes et minimales où le soutien familial si fondamental est limité, d'un personnel débordé tentant désespérément de répondre aux appels, de l'absence d'un environnement sain et vivifiant, tout cela prive le patient des incitatifs naturels qui lui permettraient de se rétablir plus rapidement.

Le soleil, l'air et la terre sont quasi absents de ces grosses structures et le patient anxieux se focalise sur son état maladif. Il ne s'agit pas de nier les efforts sincères des médecins et des infirmières en vue de favoriser la santé des patients, mais de réaliser qu'ils travaillent en dépit d'un système imparfait et non grâce au système lui-même. On peut réaliser que les petits hôpitaux en région et dans des espaces verts seraient plus opportuns et bénéfiques pour une bonne majorité des patients (exception faite des grands malades). Le temps passé en système hospitalier devrait être minimal et dès que la condition le permet, le patient devrait bénéficier de plus de liberté de mouvements dans un environnement le plus naturel possible et le plus près possible de son milieu familial.

FAIRE LE PLEIN DE NATURE

Refaire notre plein d'énergie régulièrement et de façon cyclique dans la nature est un moyen agréable de favoriser sa santé. Travailler dans la terre à planter les fleurs, arracher les mauvaises herbes ou couper le bois nous donnent une possibilité de nous rapprocher de la terre et de nous unir aux propriétés bienfaisantes de ses courants électromagnétiques. Cultiver un potager, en plus d'être une bonne activité physique, est également un moyen de développer davantage les liens familiaux et d'initier les enfants à une alimentation saine.

L'« écothérapie » est un moyen simple pour favoriser la santé[62, 63]. La nature est un antidépresseur naturel et un stimulant pour notre système immunitaire. Jennifer Maherou de l'Association Santé Environnement France, qui regroupe plus de 2500 médecins, démontrait lors d'un colloque en 2013 les avantages d'un jardin nature dans les établissements accueillant les personnes atteintes de démence[64]. Celles-ci consommaient moins de médicaments et présentaient une meilleure humeur et une meilleure qualité de vie en général. Elle citait également une étude anglaise effectuée auprès de gens dépressifs. Le groupe à l'étude était divisé en deux. Le premier groupe allait marcher quotidiennement à la campagne, alors que le deuxième groupe marchait dans un centre commercial. Dans le premier groupe, 71 % des marcheurs se disaient moins déprimés, moins tendus et 90 % avaient plus confiance en eux qu'auparavant. Chez ceux qui se promenaient dans des centres commerciaux, 45 % se sentaient moins déprimés mais 22 % se disaient l'être davantage, 50 % se sentaient plus tendus et 44 % ressentaient moins de confiance en eux qu'auparavant.

À la plage, lorsque les conditions du sol le permettent, enlever ses chaussures et marcher pieds nus dans le sable permet de se sentir profondément connecté au sol et de se délester de ses tensions électromagnétiques.

De même, une promenade à l'air pur en forêt ou au parc (sans téléphone cellulaire dans notre poche) nous fait profiter de stimuli bénéfiques pour notre santé : l'odeur agréable, les couleurs des arbres et des plantes, le bruissement des feuilles et les chants d'oiseaux. Pour la plupart d'entre nous, c'est une façon agréable et gratuite de faire le plein de vitalité quotidiennement.

L'ÉPIGÉNÉTIQUE, LA SCIENCE DE L'AVENIR

Comme nous l'avons vu par ces quelques exemples, la façon dont notre environnement nous touche quotidiennement se manifeste dans une multitude de détails. Mais elle peut aussi, à plus large échelle, nous faire remettre en question toute la notion de fatalité génétique. C'est ce sur quoi plusieurs chercheurs réfléchissent depuis quelques années. Sommes-nous vraiment à la merci de nos gènes, comme nous l'avons longtemps cru, ou avons-nous le pouvoir de créer notre santé autrement ?

L'épigénétique est une branche de la science qui étudie justement à quel point notre environnement peut influencer notre génétique. L'environnement dont on parle ici doit être perçu au sens large : cela inclut les aliments qu'on mange, les médicaments que l'on consomme, l'air que l'on respire, tout le stress que l'on vit, l'exercice physique ; en somme, tout ce qui influe de près ou de loin sur l'humain.

C'est le docteur Jeffrey Bland qui m'a pour la première fois, en 2006, sensibilisé à cette approche de la médecine. J'avais appris que les gènes se transmettent de génération en génération selon les lois de Mendel et généralement sans altération de leur message. Nous étions les répliques des gènes de nos parents, tout simplement. Mais voilà que le message des chercheurs se modifie. Selon ces derniers, nos gènes ont la faculté de s'exprimer différemment au cours de notre vie!

Je fus estomaqué de voir, il y a huit ans, nos petites souris grassouillettes de laboratoire au pelage jaune se transformer en petites souris agiles, au doux pelage brun et tacheté[65, 66]. Les souris habituelles de laboratoire au pelage jaune présentaient des prédispositions à l'obésité, au diabète et au cancer. Mais si on leur fournissait un régime alimentaire riche en méthyle (davantage de zinc, de vitamines B6, B12 et de méthionine), c'est-à-dire en améliorant la méthylation, les problèmes de santé ne se manifestaient pas et leur pelage devenait tacheté. Et surtout, on remarquait que cette transformation touchait également les générations suivantes!

Cette notion, de toute première importance, discrédite la fatalité génétique! En effet, on peut en déduire que l'enfant d'une personne diabétique ou cardiaque ne souffrira pas nécessairement de diabète ou de maladie cardiaque. L'immunité, les cancers, le diabète, les maladies cardiaques et même les troubles psychiatriques pourraient tout simplement ne pas se dévoiler, même si les gènes sont présents, selon l'environnement dans lequel nous évoluons.

Notre corps, ce livre de vie, s'inscrit dans 23 chapitres, nos chromosomes, composés de centaines de gènes. Il est étonnant de réaliser que 98 % des gènes qui composent l'être humain se retrouvent de façon identique chez le chimpanzé. Ce n'est pas tant les gènes que leur expression qui crée la différence de structures. Si nous ne pouvons changer la génétique, nous pouvons cependant modifier son expression, c'est-à-dire empêcher le gène de se manifester. L'alimentation, les nutriments et le mode de vie peuvent moduler l'expression de la génétique (nous parlons d'instabilité génomique). Voilà qui ouvre des portes à une nouvelle compréhension de l'être humain!

Nous pourrions comparer la distinction entre la génétique et l'épigénétique à la différence entre l'écriture d'un livre et sa lecture. Le texte imprimé dans ce livre sera le même dans tous les exemplaires qui seront produits, ce qui pourrait correspondre aux gènes. Mais chaque lecteur en aura une interprétation personnelle qui suscitera des émotions propres à son vécu. Même si la matrice, le texte, est stable et fixe, les interprétations et les applications seront différentes.

NOUS SOMMES PLUS QUE NOS GÈNES !

L'épigénétique nous donne l'opportunité de nous occuper de notre santé puisqu'en changeant notre environnement et notre style de vie, nous pouvons déjouer en partie l'expression de notre génétique.

Un exemple intéressant est celui des cas de dépression. Il y a des gens qui sont chroniquement dépressifs et qui ne répondent pas aux antidépresseurs ou qui doivent en prendre constamment. Un certain nombre de ceux-ci présentent une méthylation défectueuse dans leur biochimie[67-69]. Nous pouvons dépister ce problème en prenant un échantillon salivaire de l'ADN et en faisant une analyse du polymorphisme génétique, c'est-à-dire une analyse des versions multiples du même gène dans une population. Si une carence est dépistée, il sera possible de faciliter la conversion de neurotransmetteurs avec l'ajout de suppléments, en l'occurrence du folate (forme naturelle hautement assimilable de l'acide folique) et de la vitamine B12, selon un dosage bien précis[70, 71].

Des constats semblables s'appliquent aux patients atteints de schizophrénie. Selon certaines recherches, près du tiers d'entre eux pourraient présenter une carence en folate[72].

Par ailleurs, une méthylation défectueuse pourrait être la source des troubles de sommeil chez certains individus. Si la méthylation est retardée ou manquante, certaines personnes ne convertissent pas la sérotonine en mélatonine (qui contrôle notre horloge biologique et améliore le sommeil, le système immunitaire et le système nerveux)[73]. Comme la méthylation intervient dans une centaine de réactions biochimiques, il n'est pas étonnant que les gens qui ont un problème de méthylation puissent être exposés de plus au vieillissement prématuré, aux cancers, aux maladies cardiaques, aux affections hépatiques et aux dépressions.

Nous pouvons réaliser à quel point, lorsqu'on corrige une anomalie à sa source, comme le suggère la médecine fonctionnelle, les effets sur la santé qui en découlent sont multiples. Ainsi, on peut contribuer à soulager ou à prévenir les problèmes de foie, les maladies cardiaques, la dépression et améliorer le sommeil tout à la fois. L'incidence de cancer du sein pourrait également être réduite par une analyse du polymorphisme génétique. Une actrice très connue a récemment subi l'ablation des deux seins, craignant une maladie cancéreuse étant donné son profil génétique. Une telle décision était-elle appropriée ou une remise en question de son épigénétique aurait-elle pu être envisagée ?

La plupart des experts croient que la majorité des maladies se développent à partir des interactions entre l'environnement et les facteurs génétiques. Une diète déficiente, des débalancements hormonaux, des habitudes de vie malsaines, des infections bactériennes non contrôlées, des polluants en général, tous ces agents concourent à développer et à exprimer les gènes défectueux. Ici encore, la médecine préventive peut venir en aide aux individus à risque en leur donnant un régime préventif (mode de vie sain) pour assurer une santé mentale et physique ou encore atténuer les conséquences de plusieurs maladies chroniques qui autrefois étaient considérées comme une fatalité génétique.

Le docteur Richard Béliveau, auteur du livre *Les aliments contre le cancer*, a tout à fait raison de décortiquer la valeur nutritive et préventive des aliments à notre portée. À un certain stade, nous devenons ce que nous mangeons ; nous pouvons modifier chimiquement la composition de notre ADN et de notre patrimoine génétique grâce à la nourriture et à certains suppléments ! Et ce phénomène d'épigénétique peut s'appliquer aux femmes enceintes. La qualité de leur alimentation peut faire une différence chez l'enfant à naître.

À la rigueur, sur plusieurs générations, une population pourrait grandement améliorer son état de santé global par de simples changements au style de vie, sans grand investissement financier.

CHAPITRE 6

LE POUVOIR DE NOS PENSÉES

Il y a quelques années, j'ai tenté l'expérience du « bol de riz Emoto » avec des élèves de maternelle. Je voulais les sensibiliser dès leur plus jeune âge à l'effet que leurs pensées et leurs attitudes pouvaient avoir sur leur environnement, leurs camarades et sur eux-mêmes.

Ces enfants de maternelle avaient versé dans trois bols identiques une tasse de riz, puis ajouté de l'eau pour le recouvrir suffisamment. Ils avaient confectionné deux étiquettes avec les inscriptions suivantes : « Je t'aime », « Je te déteste » ; une troisième étiquette ne comportait pas de texte. Ils avaient gardé les bols en classe et chaque matin, les étudiants prenaient le bol avec l'étiquette « Je t'aime » en lui prodiguant affection et amour, puis le bol étiqueté « Je te déteste » en lui jetant un air de mépris, alors que le troisième était laissé au fond de la salle, ignoré complètement. Au bout d'un mois, le bol étiqueté « Je t'aime » était rempli de petites bulles, le riz était jaune et sentait bon. Le bol « Je te déteste » était répugnant tant par sa couleur brun foncé que son odeur fétide. Le bol oublié dans un coin semblait se situer entre les deux et avait une odeur quelque peu désagréable.

Ce petit test, simple à reproduire, démontre à quel point nous avons un effet sur notre environnement. Un de mes amis, ahuri mais sceptique devant de tels résultats, fit le même exercice et à sa grande surprise le dénouement fut semblable.

La matière n'est pas inerte ; elle est un élément vivant s'inscrivant dans un vaste système constamment en interrelations.

Pensons simplement aux horticulteurs bienveillants qu'on qualifie de « pouce vert » et qui obtiennent de bons résultats quant à la pousse rapide des plantes. Nous avons tous cette possibilité d'interagir positivement si nous savons être présents à notre environnement et apporter de la bienveillance à tout ce qui nous entoure.

L'INFLUENCE DE NOS ÉMOTIONS SUR L'EAU

Il est intéressant de noter ce qui se passe dans notre environnement sous l'influence de notre pensée. Il est prouvé que l'être humain influence son environnement, et vice-versa, grâce à de nombreuses expérimentations conduites entre autres par les chercheurs du domaine de la physique quantique.

Les travaux d'Emoto sont des plus éloquents quant aux vibrations émanant des humains. Précisons que monsieur Emoto n'est pas un scientifique et que tous ses tests n'ont pas été soumis à des tests à double insu, qui sont une procédure scientifique additionnelle pour la validation des expériences. Par contre, ses expériences ont été menées maintes fois avec toujours les mêmes conclusions. Voyons un peu ce que monsieur Emoto a expérimenté.

Il a placé des bols d'eau dans une salle en présence de gens qui méditaient ou qui s'imprégnaient de pensées positives. Il récolta l'eau, l'examina au microscope alors qu'elle passait au point de congélation et il réalisa que l'eau, en se refroidissant, formait de véritables cristaux de forme hexagonale, tout comme les cristaux de neige. En règle générale, cette structure hexagonale ne se retrouve pas dans un environnement perturbé.

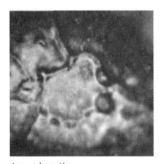

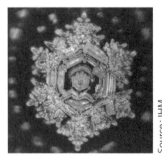

Source : IHM

Avant la prière   Après la prière

Docteur Emoto alla plus loin. Il prit des tubes d'eau ordinaire et plaça une étiquette « Je t'aime » sur une, sur l'autre il posa une étiquette « Je te déteste », et il laissa le tout pour quelques jours. Les tubes « Je t'aime » formaient de beaux cristaux alors que la température de l'eau tombait autour du point de congélation, alors que les tubes «Je te déteste» ne pouvaient former de cristaux. Il parvint aux mêmes conclusions avec la musique. La musique classique et les musiques de détente formaient des cristaux de belle allure et d'une symétrie surprenante, alors qu'avec une musique hard rock ou métal, on ne voyait qu'un amalgame difforme et sans éclat.

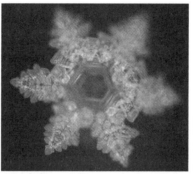

Source : IHM

Cristal obtenu à l'écoute du *Ave Maria* de Schubert.

Il tenta également l'expérience avec un téléphone cellulaire adossé à un tube d'eau, dont la température était près du point de congélation : aucune cristallisation véritable ne se produisait sous l'influence des ondes émanant du téléphone. Puisque nous sommes constitués d'eau à 75 %, un tel résultat peut susciter des questionnements sur les effets du cellulaire que nous portons si souvent à notre oreille. Pourrait-il inhiber certaines propriétés ou même endommager notre cerveau ? Les ondes électromagnétiques semblent être une source de malaises chez certains individus particulièrement sensibles, comme nous l'avons vu au chapitre 5.

Et que dire des critiques ou des injures vociférées par des personnes malveillantes ? Les pensées négatives et les propos haineux pourraient-ils véhiculer une réponse biochimique discordante dans notre corps ? Nous devons réaliser à quel point nos impressions, nos pensées et davantage nos propos sur autrui ne sont pas sans conséquence ni pour eux ni pour nous.

Nous créons tout autour de nous, par nos pensées, un nuage qui nous entoure et, bien que nous ne voyions pas ce voile, il affecte nos échanges d'une qualité positive ou négative. Une attitude négative et portée à la critique peut devenir une brume qui obscurcit les relations humaines et qui infecte et souille tout l'environnement.

Les vertus de l'eau structurée

La structure hexagonale de l'eau a fait l'objet de nombreuses recherches scientifiques. Un grand pionnier dans ce domaine est le docteur Mu Shik Jhon. Il fut professeur à l'Université de Séoul et devint le doyen de la faculté de chimie. Il termina un autre doctorat à l'Université de Virginie, puis il fut professeur émérite dans différentes universités. Dans son livre *The Water Puzzle and the Hexagonal Key,* il démontre les propriétés de cette eau à structure hexagonale et les influences positives de cette dernière sur notre santé.

Pendant toutes mes années de recherche, je me suis demandé quelle était la meilleure eau à boire en vue d'une santé optimale. De l'eau purifiée à l'eau distillée, en passant par l'eau obtenue par osmose inverse, je poursuivais ma quête, mais rien n'avait pu «étancher ma soif» jusqu'au jour où je me suis intéressé à l'eau structurée. Mais qu'est-ce que l'eau structurée, me direz-vous, et comment se distingue-t-elle de l'eau que nous buvons couramment?

Nous avons l'avantage d'avoir accès en tout temps à une eau relativement potable, constamment analysée par nos autorités sanitaires. L'eau qui nous arrive du robinet a été filtrée et débarrassée de ses déchets en grande partie. Elle est qualifiée de potable, mais évidemment il reste beaucoup d'impuretés comme des résidus de produits pharmaceutiques (de nos crèmes et comprimés), de produits chimiques, des bactéries, des virus, des métaux lourds, du calcaire, des pesticides. L'usage d'un système de filtration à la maison permet de réaliser à quel point, malgré une eau que l'on dit de bonne qualité, ces filtres sont encrassés après quelques mois. Il est préférable que ces résidus restent coincés dans les filtres externes que dans nos reins et notre sang!

L'eau du robinet a séjourné des jours dans des citernes ou dans des tuyaux souterrains et, par le fait même, elle n'est pas qualifiée de «structurée» même si elle est potable. Lorsque l'eau n'est pas de structure hexagonale, elle passe à une forme de qualité moindre et prend la forme pentagonale, par exemple. Selon le docteur Jhon, l'eau de structure pentagonale pourrait être associée avec davantage de maladies chroniques, l'ostéoporose, des symptômes de fatigue et d'acidification en général[1].

L'eau que l'on rencontre dans les rivières froides du nord, à l'abri des polluants, ou dans les glaciers, est une eau de forme hexagonale. On peut la qualifier d'eau structurée. Des études démontrent qu'elle contribuerait à stabiliser notre ADN et à la formation de collagène de qualité. Il s'ensuit donc une augmentation de la vitalité et une diminution du processus de vieillissement.

Aussi étonnant que cela puisse paraître, selon certaines recherches, il est possible de structurer l'eau en l'imprégnant de pensées bienfaisantes ou grâce à la prière. Le petit exercice suivant s'apparente un peu au rituel du bénédicité que je pratiquais parfois lorsque j'étais au collège. À cette époque, j'ignorais la science qui se cachait derrière ce geste symbolique.

Prenez un verre d'eau froide du robinet et déposez-le à l'intérieur d'un cercle que vous aurez dessiné. Regardez paisiblement ce verre d'eau et, les mains de chaque côté, pensez à toute la gratitude que vous éprouvez face à cette eau et à tous les bienfaits qu'elle aura sur votre santé lorsque vous la dégusterez et qu'elle participera à la danse biochimique qui va s'opérer en vous. Rappelez-vous que cette eau veut vous prêter son assistance et vous régénérer en profondeur. Ce petit exercice simple vous permettra de retirer davantage de bienfaits de votre verre d'eau.

La mémoire de l'eau

L'eau est un fluide d'une rare et étrange constitution. Alors que tous les éléments se contractent sous l'effet de la baisse de la température, l'eau se dilate en se refroidissant et forme ainsi la glace qui flotte en surface, laissant le liquide en profondeur. Cela permet donc aux poissons de nager et de survivre pendant les températures très froides. L'eau agit également comme un ordinateur liquide. Elle garde la qualité et l'information vibratoire de tout ce qui s'y baigne ou entre en contact avec elle.

Vue sous cet angle, l'histoire du docteur Jacques Benveniste, un immunologiste et l'ancien directeur de recherche à l'Institut national de la santé et de la recherche médicale (INSERM), est intéressante. En 1988, lors d'une expérimentation sur les réactions immunitaires des globules blancs dans les allergies, Benveniste découvrit qu'une erreur s'était produite dans la démarche scientifique. Il voulait avant tout démontrer les réactions immunitaires des globules blancs qui se détruisent lorsqu'ils entrent en contact avec des antigènes allergisants. Les résultats étaient concluants, mais il réalisa que la technicienne avait dilué la solution à un point tel qu'il n'y restait probablement que très peu de molécules antigènes, si peu que cela ne pouvait provoquer une réponse de dégranulation des basophiles, ces globules blancs qui libèrent de l'histamine inflammatoire. Outré, il demanda à sa technicienne de recommencer puisque, selon lui, il ne restait plus d'antigènes pour provoquer des réactions immunitaires mesurables. Avec toute la minutie et les précautions dont elle était capable, elle reproduisit la même expérience, mais à sa grande surprise, les résultats furent identiques et stupéfiants : des effets biochimiques puissants sur le plan immunologique étaient démontrés à partir de la première solution, pourtant si faible en concentration. Benveniste eut beau recommencer et recommencer, les résultats étaient toujours les mêmes. Il venait de découvrir la mémoire de l'eau. Il s'associa avec quatre autres grands laboratoires au Canada, en France, en Italie et en Israël. Partout, les mêmes résultats furent observés : l'eau pouvait absorber de l'information venant de molécules. Il alla beaucoup plus loin en démontrant que l'eau, avec sa mémoire, pouvait avoir des répercussions sur le sang humain.

La réponse biologique est interprétée par Benveniste comme la démonstration que l'eau avait conservé les propriétés d'une substance qui ne s'y trouvait plus. Cela venait ainsi valider le principe homéopathique qui veut qu'un produit grandement dilué agisse encore même s'il n'en reste plus de quantité mesurable. À la fin des années quatre-vingt, tous les journaux de l'époque se ruèrent sur ces expérimentations renversantes. Cette démonstration déclencha de fortes réactions dans la communauté scientifique. Les détracteurs, avec le temps, finirent par mettre l'expérience de côté et son auteur tout autant.

L'eau est ce qu'il y a de plus important dans notre corps : il existe plus de 10 000 molécules d'eau pour chaque molécule de protéine. Autrement dit, nous sommes composés en grande partie d'eau ! Nous pouvons penser que les vibrations de nos pensées, de nos paroles et de nos actes peuvent imprégner cette eau qui nous constitue et avoir des répercussions sur nos relations interpersonnelles, notre environnement, et sur la qualité de notre santé physique et émotionnelle. L'intention aurait donc son importance, autant que l'action.

LE POUVOIR DE L'INTENTION

Lorsque je pratique l'acupuncture ou une technique de massage ou de mobilisation, il m'importe de reconnaître mon niveau de calme intérieur et de diriger mon attention vers la solution thérapeutique désirée. Même le simple fait de donner une injection est un rituel important. Je suis conscient que ce qu'il y a dans la seringue va créer l'effet thérapeutique positif que je désire. Alors que cette seringue est dans ma main, je me recueille (à l'insu du client) et j'y dépose des pensées de guérison. Cette injection devient un projectile rempli de baume bienfaisant et j'ai l'intime conviction que c'est pour cette raison que ces injections ont plus de succès…

Et selon Benveniste, il pourrait en être de même lorsque nous prescrivons ou donnons des comprimés dans une intention précise : mettre une conscience bienveillante dans un cachet dissimule en effet une explosion de bienfaits à retardement. Pour ma part, j'ai tenté l'expérience de multiples fois en médecine avec des résultats probants.

Nous sommes tous des guérisseurs à un certain moment : qui n'a pas donné un petit baiser thérapeutique sur le bobo du jeune enfant dont la douleur s'envolait aussitôt ?

Les pensées que nous entretenons jouent un rôle prépondérant dans notre pouvoir de guérison. Trop souvent, le clinicien s'investit dans le résultat de sa thérapie. Il risque de se décourager si l'effet n'y est pas ou, à l'inverse, verser dans l'arrogance en s'octroyant beaucoup de crédit si le succès est au rendez-vous. Il doit concentrer son énergie et son temps dans sa thérapie, mais non dans le résultat, car celui-ci ne lui appartient pas. Le meilleur traitement sera toujours de redonner espoir et bien-être. Peu importe la méthode employée, c'est l'intention de guérir qui est avant tout le moteur principal vers la guérison : que ce soit un médicament, une aiguille, une statue, une prière, une invocation, une pierre…

LES EFFETS DE LA PRIÈRE ET DE LA MÉDITATION

Une de mes patientes, institutrice de maternelle, me demanda un jour d'aller discuter de méditation avec ses élèves. Parler de méditation à un si jeune groupe serait sûrement un défi intéressant et je me proposai de leur parler de détente, de relaxation, de visualisation et de méditation. Elle m'avait dit qu'elle les avait préparés en leur montrant quelques respirations de détente à l'occasion. J'avais un outil fort intéressant, un CD de visualisation et méditation intitulé JYOTI. Celui-ci invite l'enfant à la découverte de son monde intérieur en visualisant une petite flamme qui se promène tout le long de son corps, illuminant tous ses organes et rendant son univers intérieur plus lumineux. Cette méditation l'incite également à générer des pensées positives à son égard tout comme à l'égard des gens qui l'entourent. Cet entraînement augmente la confiance de l'enfant, engendre un sentiment de calme et harmonise ses relations avec autrui. J'ai été surpris de réaliser à quel point ces jeunes enfants de cinq ans ont adhéré à cette séance de visualisation.

Chacun avait pris une position qui lui plaisait dans la salle de classe. Tous semblaient attentifs aux paroles et à la douce musique du CD qui jouait. Certains étaient assis en tailleur, les mains reposant sur leurs cuisses. J'étais émerveillé de voir un tel calme chez de si jeunes élèves qui méditaient silencieusement au son de la musique et de la narration. Mais voilà qu'une cloche retentit ; c'était la cloche sonnant la récréation ! Une petite voix dans ma tête me dit : « Hé bien, ta séance de méditation est terminée ! »

J'ouvre les yeux : rien ne bouge… les enfants continuent à méditer, les yeux fermés… alors que moi j'en ai les yeux écarquillés ! Puis, les portes claquent et les bruits de pas retentissent dans le couloir, signifiant que tous les jeunes quittent bruyamment l'étage en courant. Je n'en crois pas mes yeux. Tout est encore calme et les jeunes continuent comme si rien ne s'était passé ! À mon tour d'être tranquille et serein, dégustant la suite pour les huit minutes restantes.

La musique s'arrête alors délicatement et je leur demande d'ouvrir les yeux doucement et de me dire les sensations vécues durant cet exercice. Il y en a qui me disent avoir vu de la lumière à l'intérieur de leur corps, d'autres beaucoup de paix, d'autres ont vu leur chien qui jouait avec eux… Voilà qui est excellent, mais je suis perplexe, personne ne me parle du bruit infernal que j'ai entendu. Je leur demande : « Comment avez-vous pu poursuivre votre relaxation avec tout ce vacarme ? » Deux d'entre eux me répondent : « C'est simple, nous avons fait un mur de silence autour de nous pour ne pas être atteints par le bruit ! »

Nous n'avons pas idée comment la jeunesse peut nous surprendre parfois. Ce jour-là, ces jeunes élèves m'ont fourni un bel exemple de ce qu'une pratique spirituelle peut créer comme bienfait dans leur vie de tous les jours.

La prière et la guérison

Depuis les temps les plus reculés de l'histoire de l'humanité, l'homme a toujours invoqué des forces ou des êtres transcendants. Les gens prient davantage dans les moments difficiles ou lorsque la mort est imminente. L'homme a toujours été proche d'une communication avec des grands êtres ou une divinité particulière en période de détresse. Cette attitude est tout à fait louable et bénéfique, et les bienfaits de la prière sont démontrés sur toute la planète. Il est maintenant reconnu que des séances de prière et de méditation influencent positivement l'évolution des maladies en général, et même ces maladies que l'on dit souvent fatales, les cancers.

Le docteur Larry Dossey a fait plusieurs recherches sur la prière et ses effets positifs chez l'homme[2, 3]. « La science commence à admettre ce que la foi a toujours su », nous dit-il. Lui qui n'était plus pratiquant à une certaine époque a été touché par les effets bienfaisants de la prière chez ses patients. Il s'est mis à faire des recherches et a pris connaissance des résultats physiologiques mesurables obtenus par le cardiologue Randolph Byrd.

Dans une de ces expériences, Byrd avait réparti en deux groupes 393 patients qui souffraient de maladie coronarienne : un groupe bénéficiant de la prière alors que l'autre, non. Le tri avait été fait de façon aléatoire et personne ne savait à quel groupe appartenait son malade. Les personnes qui priaient ne connaissaient que le prénom du malade avec le nom de sa maladie. Il n'y avait eu aucune consigne quant à la forme et au contenu de la prière. À la fin des 10 mois, les patients pour qui on avait prié avaient dû consommer cinq fois moins d'antibiotiques, avaient eu deux fois et demie moins de problèmes d'insuffisance cardiaque et également moins d'arrêts cardiaques[4]. Or, si un médicament avait un tel pouvoir, il serait porté aux nues et considéré comme miraculeux. Plus tard, le docteur Dossey a quitté sa carrière médicale et il s'est consacré à démontrer les bienfaits physiologiques de la prière sur la santé.

Le processus de la prière peut être aussi simple qu'avoir une attitude de dévotion et de compassion, pour déclencher des bienfaits qui peuvent aller jusqu'à la guérison dans certains cas. Une grande analyse de 42 études impliquant près de 125 000 personnes a permis de conclure que les personnes qui participent à des pratiques spirituelles étaient généralement en meilleure santé, vivaient plus longtemps[5, 6], étaient moins dépressives[7], et succombaient moins aux maladies cardiaques[8]. Le docteur Newberg, dans son livre *How God Changes Your Brain,* a démontré, grâce à de multiples expériences neurophysiologiques faites grâce à la tomodensitométrie du cerveau, que la prière et la méditation affectent différentes parties du cerveau avec des répercussions positives sur notre système neurologique, ce qui procure une meilleure santé physique et mentale. Ces pratiques améliorent la mémoire et retardent les dommages neurologiques causés par le vieillissement.

Dans son livre *Guérir*, le médecin David Servan-Schreiber fait mention de la prière comme un outil simple pour entrer en cohérence cardiaque, un état de relaxation et de bien-être favorisé par le système parasympathique.

La prière et l'utilisation d'un mantra peuvent diminuer l'activité frénétique de notre mental. La simple répétition d'un mantra, qui est un mot sacré ou une phrase dite intérieurement ou à voix haute ou même chantée (ou même un son), permet d'apporter la relaxation et la paix intérieure. Il en est de même pour les gens qui se réunissent et méditent dans un but de protection ou de guérison éventuelle. Les exemples et témoignages dans la littérature scientifique sont nombreux et les résultats, souvent renversants[9-23]. C'est un baume de protection grâce auquel la personne affronte souvent avec beaucoup plus de sérénité les épreuves, tout comme les choses qui ne peuvent être changées.

La prière a toujours eu, et a encore, un effet thérapeutique indéniable. Il m'est d'ailleurs arrivé de donner à certains patients pieux une courte prière que je leur remettais sur une feuille d'ordonnance standard. Serait-il possible que cette prescription soit exécutée dans la pharmacie du Bon Dieu ? Je me souviens d'une dame venue en consultation qui, un jour, a sorti de son sac un petit morceau de papier chiffonné. J'ai reconnu une ancienne feuille d'ordonnance initialisée au nom de ma première clinique, qui datait de plus de 10 ans. Elle me disait à quel point cette petite prière l'accompagnait toujours et l'aidait dans les moments difficiles.

Pour les gens qui ne pratiquent pas la prière, recourir à une visualisation, accompagnée de phrases qui misent sur les possibilités de régénération du corps, pourra également être bénéfique. La visualisation vient contrecarrer nos pensées défaitistes ou même fatalistes. Les techniques d'imagerie mentale s'apparentent à une autohypnose. Il s'agit de visualiser avec intensité les parties malades du corps et de les imaginer en train de retrouver leur état optimal de santé. Il serait opportun de consulter des photos d'anatomie pour que la visualisation soit la plus précise et la plus près de la réalité possible. L'exercice du « sourire intérieur » au chapitre 4 et la technique du « *scanning* corporel » au chapitre 9 sont des exemples de visualisation.

Le bénédicité, un bienfait nourrissant

Je me souviens de mes premières années au collège, où nous devions réciter le bénédicité, tradition qui s'est perdue graduellement. Cette prière a pourtant toute sa place et la science en a démontré le bien-fondé. Tout comme nous l'avons vu au sujet de l'eau structurée, la nourriture gagne en qualité et en goût après qu'on l'a regardée, appréciée et remerciée avant de l'ingérer. La première phase de la digestion commence avec la vue. L'exemple classique est le chien qui salive abondamment à la vue d'un bon steak. Nous facilitons notre digestion et préparons nos enzymes digestives en regardant nos aliments, en les humant avec satisfaction, en ayant hâte de les goûter. Avant même que nous portions les aliments à notre bouche, les préparatifs digestifs se sont déjà activés, toute une cascade biochimique est entrée en opération. C'est ce que nous appelons la phase céphalique de la digestion. Des signaux partant du cortex cérébral et des centres de l'appétit situés au niveau de l'amygdale et de l'hypothalamus se dirigent vers l'estomac pour y amener près de 20 % des sécrétions gastriques. Il faut prendre son temps avant d'avaler pour permettre cette phase essentielle d'une bonne digestion.

Les aliments ainsi estimés rempliront davantage leurs rôles de bienfaiteurs pour l'organisme.

Il y a quelques années, je me demandais quel serait l'effet d'aliments laissés dans un endroit où les gens méditent. J'avais séparé une grosse grappe de raisins : une partie a été déposée dans la pièce où les gens se recueillaient et l'autre partie, dans une pièce isolée. Après une heure, j'ai demandé à plusieurs participants de goûter aux raisins et de me dire s'ils remarquaient une différence. Ces gens ne savaient pas ce que j'avais fait ; tout ce qu'ils avaient à faire était de goûter aux raisins. Tous sans exception ont déclaré que les raisins posés dans la pièce du groupe qui méditait étaient plus tendres et sucrés. J'avoue que j'ai été moi-même surpris tellement la différence était frappante. J'ai repris cette pratique à quelques reprises et les résultats ont toujours été les mêmes. La nourriture imprégnée de l'énergie du groupe en recueillement avait bien meilleur goût.

Le docteur Jon Kabat-Zin, à l'origine du concept de *mindfulness* (pleine conscience) et auteur de nombreuses études menées à l'Université du Massachusetts, explique à quel point le simple fait de manger un raisin en pleine conscience (en prêtant attention à l'instant présent) apporte un calme bienfaisant sur le corps entier, tout en diminuant le stress.

Et il y a possiblement un corollaire à cela : préparer de la nourriture avec attention et recueillement en change la qualité. La maman ou le papa qui apprête avec amour le repas du soir pour la famille va dynamiser avantageusement son plat, qui sera des plus nourriciers. D'un autre côté, lors de votre prochaine sortie au restaurant, méfiez-vous du cuisinier qui aura lancé sa boulette de viande sur la plaque tellement il est en colère contre son patron… il se pourrait que votre indigestion relève plus de sa saute d'humeur que de la viande elle-même !

Nous engendrons un effet, une conséquence sur tout ce qui nous entoure. Nos pensées, nos émotions créent continuellement la qualité de notre environnement. Les é-motions sont de l'énergie en mouvement (*motion* en anglais) et à ce niveau, nous pouvons affirmer que nous sommes des co-créateurs de notre milieu, hélas trop souvent à notre insu, et nous en récoltons les effets parfois bénéfiques, parfois nocifs.

CHAPITRE 7

NOS CROYANCES PEUVENT-ELLES NOUS GUÉRIR ?

Un beau matin, une adolescente timide de 13 ans se présente à mon bureau de consultation privée, accompagnée de sa mère. Cette dernière me raconte que sa fille a un problème abdominal persistant depuis plusieurs semaines. À ma grande surprise, elles habitent à Gaspé (à 900 km de Montréal). Elles sont arrivées la veille en voiture après un long voyage de 10 heures, ont couché dans un hôtel et les voilà ce matin à mon bureau. Je suis étonné de les voir ici face à moi, alors qu'elles ont déjà passé un bilan exhaustif à Gaspé.

Après un questionnaire approfondi, une écoute attentive, un examen physique minutieux et la lecture des bilans antérieurs, je demande à la mère le pourquoi de leur visite inusitée à mon bureau. Elle répond qu'elle est allée ce matin-là à l'hôpital pour obtenir un rendez-vous pour sa fille, elle voulait absolument rencontrer un médecin, car elle connaissait bien la réputation de ce grand hôpital de Montréal. Comme il n'y avait plus de rendez-vous disponible ce jour-là, l'infirmière lui a suggéré la clinique d'en face où elle obtiendrait un excellent service, tout en mentionnant que le docteur Brouillard faisait partie du conseil des médecins de l'hôpital et qu'il était un médecin de l'urgence reconnu. Ces informations l'avaient rassurée et elle avait voulu me rencontrer aussitôt. Puis elle m'avoue : « Vous n'êtes pas sans savoir que les hôpitaux de province ne valent pas cher. » Je réalise alors à quel point, pour elle, cette idée d'hôpital dans une grande ville était importante.

Je leur explique les résultats des tests passés, leur confirme que ce sont les tests appropriés et qu'il n'y a plus d'autres tests à faire. Je leur démontre que le problème de l'adolescente n'est pas grave et qu'elle se remettra rapidement de ses malaises avec l'ordonnance que je leur remettrai.

Mais, avant de lui remettre l'ordonnance, je lui demande quel médicament son médecin lui a prescrit. J'apprends alors que c'est exactement celui que je m'apprête à lui recommander et qu'elle a suivi le traitement au complet... J'examine le nom du médecin prescripteur et, à ma grande surprise, c'est un de mes confrères de classe, et de surcroît, un de ceux qui a été promu avec grande distinction. Je leur dis que c'est un médicament efficace pour ce problème et que le médecin qu'elles ont rencontré a une bonne réputation. La mère feint de ne pas m'entendre et ajoute : « Vous savez, les médecins de campagne ne valent guère mieux que nos hôpitaux. » Je prescris le même médicament, mais j'ai le réflexe de changer de compagnie pharmaceutique ; c'est donc le même médicament, mais le nom, la couleur et la forme du produit sont différents. Je dis à la patiente qu'elle devra prendre ce nouveau médicament pendant une semaine, mais qu'après trois jours, il y a de fortes chances qu'elle soit asymptomatique et qu'elle puisse alors cesser la médication si elle le désire.

Étant donné la grande distance qui nous séparait, je n'ai pas donné d'autre rendez-vous et j'ai proposé de lui téléphoner dans une semaine pour avoir de ses nouvelles. Lorsque j'ai appelé à Gaspé, madame me confirma que tout allait bien, qu'elle était ravie de notre rencontre et que, comme prévu, après trois jours, sa fille était asymptomatique.

LA FOI THÉRAPEUTIQUE

On voit souvent des gens convaincus que tel thérapeute ou telle thérapie pourra leur venir en aide. Cette foi en la guérison n'est pas fictive et relève de la biochimie. Par le pouvoir de la foi, de la confiance, de la pensée et des émotions positives, le processus biochimique se met en branle pour une possible guérison : c'est ce qu'on appelle dans le jargon médical la séquence psycho-neuro-endocrino-immunologique. Le psychisme envoie des signaux moléculaires au système nerveux qui, à son tour, en cascade, influence le système endocrinien et le système immunitaire.

À ce jour, la science a démontré, hors de tout doute, cette participation psychique comme étant des plus importantes dans tout acte de guérison. Cette percée de la science n'est toutefois pas vraiment mise en valeur et bien qu'elle soit connue, elle n'est malheureusement pas toujours, ou trop peu souvent exploitée. Il s'agit de donner à tout patient les meilleures chances de succès en vue d'une thérapie efficace. L'état émotif dans lequel la relation patient-médecin s'établit aura des répercussions souvent remarquables sur le processus curatif.

Les êtres humains sont dotés d'un incroyable pouvoir d'auto-guérison, qui défie parfois la science. Nos croyances, nos attentes, nos sentiments, la personnalité du thérapeute, notre relation avec ce dernier et son intention sont autant de facteurs qui pourront enclencher la guérison ou au contraire la bloquer. Prendre le temps d'écouter, d'énoncer le problème avec empathie et d'expliquer les symptômes et la médication suggérée est la toute première thérapie efficace de la part du médecin. Cette pratique relationnelle suscite la confiance mutuelle en vue d'une résolution prochaine du problème. Trop souvent hélas, je reçois des commentaires du genre : «C'est la première fois que l'on prend vraiment le temps de m'écouter, je me sens tellement mieux déjà.»

L'EFFET PLACEBO

Ce n'est que dans les années 1950 que la notion de placebo a fait véritablement son apparition, ce terme signifiant alors un acte naïf et répréhensible duquel on devait se méfier. On qualifiait également le placebo de substance inerte et sans effet véritable. Advenant une guérison, on laissait simplement sous-entendre qu'il n'y avait jamais eu de maladie ou que la guérison serait arrivée de toute manière, tout cela n'étant qu'une question de temps. Ou, pire encore, ces gens qui guérissaient *spontanément* n'avaient tout simplement besoin que d'attention.

Nous pouvons définir l'effet placebo comme une réponse biochimique et physiologique initiée au niveau du cortex cérébral et libérant diverses molécules pouvant mettre en branle le système nerveux, endocrinien et immunologique[1-5]. Le cerveau, sous l'effet d'une émotion, relâche des substances dans la circulation sanguine comme des endorphines, de la dopamine et plusieurs autres neurotransmetteurs. Nos neurones possèdent donc, par ces neurotransmetteurs libérés par le cerveau et l'intestin, l'habileté de donner ou d'ajouter leurs propres médicaments naturels à toute anticipation thérapeutique.

La couleur du comprimé, de même que sa forme, sa grosseur et son nom pourront contribuer à des effets plus ou moins importants. La renommée de celui qui le prescrit aura également un effet thérapeutique supérieur. Le même médicament sous forme injectable donnera plus d'effet que s'il est donné par voie orale.

Un produit pharmaceutique est parfois déclaré efficace et classé comme médicament lorsqu'il est de 20 % supérieur à l'effet placebo qui, à lui seul, est responsable de 30 à 40 % de l'effet curatif et même davantage selon le professeur de psychologie Irving Kirsch de l'Université du Connecticut. Ce dernier mentionne que 75 % des effets des antidépresseurs, tels que mesurés en essais cliniques, seraient imputables à l'effet placebo[6]. Il arrive même que ces médicaments, lors de plusieurs expériences successives, ne démontrent pas plus d'efficacité que le placebo lui-même[7, 8]. Voilà qui porte à réflexion sur l'utilisation des antidépresseurs en début de maladie ou pour les dépressions légères à modérées. Une pratique médicale douée d'un contact bien intentionné, accueillant et proactif, recherchant la cause derrière le symptôme dépressif, vaut mieux qu'un antidépresseur prescrit hâtivement[9].

Les placebos se révèlent plus efficaces qu'on ne le soupçonnait. Les fabricants de médicaments sont désespérés face à ce genre de résultats positifs d'expériences où les placebos se révèlent à la hauteur de médicaments ayant coûté des fortunes[10]. Fait encore plus surprenant, ces produits qu'on dit placebos, c'est-à-dire sans aucune chimie effective à l'intérieur du comprimé, provoquent des effets secondaires (ces derniers étant plutôt inoffensifs) comparables à ceux produits par des médicaments[11]. Par exemple, les effets secondaires rencontrés généralement pour tous les médicaments sont: étourdissements, céphalées, nausées, faiblesse, engourdissements, éruption cutanée... et tous ces effets indésirables font également partie des comparatifs placebos. Ces placebos que l'on qualifie à tort d'inertes chimiquement provoquent assurément des effets chimiques internes démontrables chez tout individu et cela davantage chez certains sujets que d'autres.

Les coliques néphrétiques (pierres aux reins) sont excessivement douloureuses et il est souvent aisé de diagnostiquer, même à distance, cette condition des plus inconfortables. Lorsque je vois une personne souffrante arpenter la salle d'urgence, il y a de fortes chances qu'elle présente une crise de coliques néphrétiques.

Paul, 20 ans, se présente à l'urgence pour des douleurs abdominales aiguës. Je le vois sillonner le couloir de la salle d'urgence, courbé par moment et se prenant parfois le ventre, parfois le dos. Au questionnaire, il présente tous les symptômes d'une lithiase urinaire (pierre au rein) et comme il avait fréquenté souvent la salle d'urgence dans le passé pour la même pathologie, je lui prescris aussitôt une injection analgésique narcotique pour apaiser sa douleur. Il est soulagé après 30 minutes. À la lueur du dossier antérieur qui m'arrive une heure plus tard, je remarque qu'il est venu à la salle d'urgence dans les dernières années pour la même symptomatologie et les examens sont tout à fait concordants avec un diagnostic de coliques néphrétiques. Mais je constate aussi que lors des trois dernières visites, les tests urinaires n'ont pu confirmer son diagnostic.

Après quelques heures, Paul est toujours soulagé et le bilan au dossier ne démontre aucune anomalie. Est-ce que Paul présente vraiment une lithiase urinaire ? Il a été soulagé complètement par la première infiltration, mais voilà qu'après trois heures, ses douleurs reprennent de plus belle. Paul quémande une autre dose de narcotique intra-musculaire. Au dossier, je remarque une note d'un confrère qui mentionne un problème de toxicomanie antérieur. J'ai des raisons de croire que Paul manipule son environnement et que sa douleur n'est qu'une mise en scène pour avoir une dose de narcotique.

Étant donné qu'il semble très souffrant, je commande à l'infirmière une seconde infiltration, mais à l'insu du patient, je dicte une injection de 2 cc d'aqua pura, jargon qui signifie une injection d'eau physiologique sans aucune médication chimique, en somme, un placebo ne contenant que de l'eau. Trente minutes après avoir reçu son infiltration trafiquée, Paul est soulagé complètement. Il quitte l'hôpital dans les heures suivantes, complètement apaisé et avec un rendez-vous en clinique.

Trois semaines plus tard, alors que je suis de garde, Paul arrive de nouveau à la salle d'urgence dans un état lamentable et hurlant de douleur. Une autre « crise de pierre au rein » ? Je prescris aussitôt 2cc d'aqua pura et voilà que Paul se sent déjà mieux, si bien qu'après 30 minutes, il est complètement soulagé. Je retourne le voir pour lui faire part des résultats, mais avant je lui demande comment il s'est senti après cette injection. Il me dit que cela l'a grandement soulagé, tout comme les autres injections qu'il reçoit lorsqu'il vient à l'urgence, que ces injections calment sa douleur et que même il se sent un peu étourdi et endormi avec la dernière injection, le prétendu narcotique. Fait intéressant, une injection d'eau avait démontré les mêmes effets qu'une injection de narcotique. Les tests effectués étaient négatifs comme il fallait s'y attendre. J'ai discuté avec Paul de son problème inavoué et une consultation en psychiatrie a suivi.

Une étude publiée dans le *New England Journal of Medicine* sur les pathologies du genou effectuée par le chirurgien orthopédique Bruce Moseley du Baylor College of Medicine a mené à des résultats déconcertants. Docteur Moseley voulait prouver que l'effet placebo était dérisoire[12]. Pour ce faire, il a mené une étude à double insu et à l'aveugle sur les pathologies du genou au cours de laquelle il divisa en deux un groupe de personnes souffrant de problèmes identiques au genou. Le premier groupe fut soumis à une chirurgie habituelle pour réparer les cartilages dégénérés, sous anesthésie générale, alors que le deuxième groupe, toujours sous anesthésie, n'eut qu'une incision cutanée profonde. On laissa croire au second groupe que la chirurgie avait été effectuée. Au grand étonnement du chercheur, les résultats furent identiques au niveau des deux groupes. Le taux de réussite de l'opération, autant chez les opérés que chez ceux n'ayant reçu qu'une simple incision, était similaire.

LORSQUE LE PROPOS DU MÉDECIN FAIT LOI

Un bon ami présentait une hypertension artérielle sévère, variant en systolique entre 200 et 250, chaque fois qu'il allait visiter le médecin. Pourtant, lorsqu'il était détendu et qu'il prenait lui-même sa tension artérielle à la maison, celle-ci variait autour de 130. J'ai réalisé que ce syndrome de la blouse blanche avait pour racine une expérience vécue à l'hôpital alors qu'il n'avait que 18 ans.

Lors d'une randonnée à vélo, Jean avait fait une chute lorsque sa roue avait déraillé en heurtant une roche. Il s'était tordu la cheville. Comme celle-ci était très douloureuse, il alla consulter un médecin en salle d'urgence. Un médecin lui fit passer une radiographie de la cheville qui montra une petite fracture avec déplacement mineur de la cheville externe. Une condition tout de même rassurante et qui guérit bien après un bon alignement en chirurgie orthopédique et le port d'une botte plâtrée.

C'était la première visite de Jean à l'urgence, lui qui avait toujours été en excellente santé. Dans la soirée, les infirmiers lui assignèrent une chambre partagée à l'étage. Ses rideaux étaient tirés et il ne vit pas le petit groupe de médecins résidents qui entrèrent dans la salle. Ils se mirent à parler entre eux : « Regarde ici sur la radiographie, la cheville est complètement écrasée, nous pouvons voir de multiples fractures » et un autre d'ajouter : « Avec les troubles circulatoire et nerveux, nous devrions procéder à l'amputation demain ». Jean était dans tous ses états, une amputation pour demain !

Jean était sidéré, complètement abasourdi, alors que les médecins quittaient la pièce sans lui parler. Il ne comprenait pas vraiment ce qui arrivait, et dans sa torpeur, il n'osa dire mot à personne. Le lendemain, très tôt, l'opération se fit comme prévu et Jean se réveilla péniblement des suites de son anesthésie générale. Allongé dans son lit, il n'osait soulever les couvertures recouvrant ses jambes. Du côté droit, à partir du genou, il ne voyait qu'une grosse masse cylindrique. C'était assurément une jambe plâtrée... sans pied ! Terrorisé, il n'osait relever les draps pour constater l'amputation. Son cœur battait la chamade.

Plus d'une heure passa. Finalement, timidement il bougea le pied gauche, puis rassemblant son courage, il en fit de même pour sa jambe droite et son pied « manquant ». À sa grande surprise, quelque chose remuait sous les draps. Il les souleva et, soulagé, fixa son pied, sain et sauf ! Seul un plâtre enroulait sa jambe et sa cheville, et tout au bout de celui-ci, ses jolis orteils le saluaient ! Beaucoup plus tard, il apprit que le discours médical sur le pied écrasé ne se rapportait pas à lui, mais à une autre personne qui partageait la même chambre d'hôpital.

Après cette expérience, Jean n'a jamais fréquenté l'hôpital et les seuls médecins qui pouvaient le traiter étaient des amis. Pour ce qui est de sa tension, elle était toujours des plus hautes dès qu'un médecin tentait d'en prendre une lecture, même un ami médecin...

L'EFFET NOCEBO

L'effet nocebo produit exactement l'inverse de l'effet placebo, c'est-à-dire que l'on peut nuire à la guérison en exposant les désavantages d'un traitement ou en donnant des pronostics sombres. Laisser entendre à quelqu'un qu'il risque d'encourir les effets nocifs d'un médicament, ou lui raconter que ses jours sont comptés, risque d'aggraver la situation et de freiner la guérison. La parole de tout thérapeute n'est jamais sans conséquence et l'effet nocebo est souvent le résultat de paroles irréfléchies.

Comme tout médicament agit à de multiples endroits à la fois, il créera nécessairement des effets différents de ceux recherchés que l'on qualifiera d'effets secondaires ou négatifs. Ainsi, l'effet recherché de l'acide acétylsalicylique (aspirine) est un soulagement de la douleur et la baisse de la température corporelle. Par contre, des comprimés d'aspirine peuvent aussi causer des tintements dans les oreilles, des nausées, des crampes, une augmentation du temps de saignement, une irritation du système gastro-intestinal avec possibilité d'ulcérations, un état de choc par hémorragie digestive aiguë ou même une encéphalite ou une hépatite mortelle (syndrome de Reye). Même si certaines de ces dernières réactions sont rares, la personne qui en est avertie peut accorder une plus grande attention ou trop d'importance aux signes de leur présence, ce qui peut même diminuer les effets positifs du médicament[13, 14].

Aviser le patient de tous les effets éventuels d'une thérapie est souvent néfaste, bien que requis d'un point de vue déontologique. Informer l'individu des statistiques d'échec d'un médicament ou d'une approche thérapeutique compromet la thérapie elle-même. Cela sera d'autant plus préjudiciable, s'il y a un manque d'empathie du thérapeute. Ainsi prévenu, le patient risque de réagir conformément à tous les effets secondaires déclarés.

L'effet nocebo peut avoir des conséquences dévastatrices sur un individu. Par exemple, que se passe-t-il lorsqu'un médecin dit à un patient qu'il ne lui reste que trois mois à vivre ? Peut-on condamner hâtivement une personne qui souffre de cancer ? Il s'agit bien ici d'une certaine condamnation à mort ; nous plaçons le patient dans le moule des statistiques avec peu de possibilités d'y échapper. Le patient aura tendance à s'accorder aux statistiques présentées et, par ricochet, à les confirmer[15, 16]. Le rôle du médecin est ici prépondérant et de toute première importance. Son influence sera déterminante quant aux perspectives de rémission. Au moment où l'épée de Damoclès pend au-dessus de la tête de son patient, son empathie devient une thérapie de première ligne et il doit personnaliser son approche pour la rendre la plus humaine possible.

L'état de conscience est beaucoup plus subtil qu'on peut le croire. Nous avons longtemps été convaincus que tout ce qui se passait en salle d'opération, alors que le patient était sous anesthésie, se faisait à l'insu de ce dernier. Mais des études ont prouvé le contraire[17]. On a découvert, en hypnotisant des patients qui venaient d'être opérés, que leur esprit avait enregistré chacune des paroles prononcées par les gens autour d'eux pendant l'opération[18]. Lorsque le chirurgien déclarait à ses confrères que le cas était beaucoup plus sévère qu'il le croyait, le patient subissait plus de complications et guérissait plus lentement. Certains patients s'étaient même éveillés quelque peu pendant l'anesthésie, sans être capables de bouger ou de parler pour autant, mais avaient pu percevoir ce qui se disait. À la suite de ces découvertes, on a pris la bonne habitude de ne plus faire de remarques négatives pendant les opérations. Plusieurs établissements préfèrent mettre de la musique pendant la chirurgie, avec des résultats encore meilleurs pour le patient[19-21].

Comme nous l'avons vu précédemment et à la lueur des découvertes de la physique quantique, nos croyances et pensées créent en partie notre réalité[22]. C'est une affirmation que plusieurs connaissent, et que très peu réalisent véritablement. Cela n'est plus du domaine de la spéculation, mais de la science elle-même. Malheureusement, la médecine porte encore trop peu d'attention à cet effet, qui pourra faire toute une différence dans la vie des patients.

Au Québec, le fait même d'avoir une carte d'«assurance maladie» pourrait produire un effet nocebo, à la limite. Une assurance maladie ne comporte pas nécessairement une assurance santé. Une carte «assurance santé» véhiculerait une connotation beaucoup plus positive. Le simple fait de la porter sur soi pourrait créer une vibration de santé. Les compagnies d'assurances ont d'ailleurs exploité avantageusement ce principe en nous vendant une police d'assurance vie en prévision du jour de notre mort. Il est toujours préférable de parler de vie plutôt que de mort.

De même, la publicité dissuasive que l'on voit sur les paquets de cigarettes au Canada peut être préjudiciable, à mon avis. Des photographies répugnantes de cancer de la bouche ou de poumons n'amèneront pas nécessairement les individus à cesser de fumer. Par contre, elles peuvent susciter des peurs qui prédisposeront davantage l'individu à devenir malade. Ces images de cancer conditionnent le fumeur à appréhender ce sort. Alors que nous pensons diminuer l'incidence du cancer au moyen de ces publicités, je suis porté à croire que nous créons l'effet inverse.

Auparavant, les publicités de cigarettes arboraient de magnifiques chutes d'eau cristalline au milieu d'une forêt verte enchanteresse sous un soleil magnifique. C'était une astuce de marketing pour vendre ce petit poison fumant, mais à mon sens, pour le fumeur invétéré, cela créait moins d'effets destructeurs que la vision d'horreur des cancers provoqués par la cigarette. Si vous devez malheureusement encore fumer pour quelque temps, je vous conseille de vous débarrasser du carton aux photos infectes et de mettre vos cigarettes dans un joli étui que vous déclarerez préalablement inoffensif!

Lorsque nous étions de jeunes étudiants en médecine, il n'était pas rare d'éprouver les malaises en rapport avec les différentes pathologies que nous étudiions. C'est également ce qui arrive pour plusieurs de mes patients. Tout en scrutant le Web à la recherche de réponses à leurs problèmes, ils se diagnostiquent des maladies souvent très graves et souvent de façon erronée. Pour ma part, je préfère parfois taire certaines complications rarissimes lors de diagnostics de maladies sérieuses, évitant au patient le risque de subir inutilement des effets secondaires exceptionnels. Je laisse toujours l'opportunité au patient de m'aviser aussitôt que possible, si quelque effet plus ou moins inquiétant se présente. Je revois le patient quelques semaines plus tard pour m'assurer du bon déroulement de sa thérapie.

Marcel, 50 ans, était père de deux enfants dans la vingtaine. Sa relation avec son épouse, Linda, était des plus sereines. Son travail était motivant et très intéressant. L'automne était avancé et, comme d'habitude, le couple allait prendre des vacances au bord de la mer des Antilles, question de se ressourcer avant la saison froide.

Après quelques jours dans ce paradis terrestre, Marcel commença à tousser. Sa voix était enrouée. Était-ce dans l'avion qu'il aurait contracté un virus ? Étant donné qu'il en aurait encore pour quelques jours à savourer cette idylle martiniquaise, il alla consulter un médecin local pour obtenir un sirop qui pourrait calmer sa toux. Le médecin le rassura et l'informa qu'il ne s'agissait que d'une infection des voies respiratoires supérieures bénigne et virale. Il n'avait pas à s'inquiéter et tout rentrerait dans l'ordre dans les prochains jours. D'ailleurs, Marcel avait toujours été en bonne santé et ses derniers examens physiques et tests sanguins, effectués l'année précédente, étaient normaux.

Simplement pour le rassurer davantage, le médecin lui fit passer une radiographie pulmonaire. À sa grande surprise, il trouva une petite lésion au lobe supérieur gauche. Le médecin ne put cacher sa surprise à la vue de cette petite lésion au poumon de moins d'un centimètre. Même si elle était petite, cette lésion était caractéristique d'une néoplasie. Marcel remarqua l'inquiétude sur le visage du médecin. Ce dernier lui conseilla de refaire une radiographie dès son retour à la maison et il mentionna : « Il est impératif de consulter rapidement le spécialiste dès votre retour au Canada. »

Marcel était maintenant inquiet et, dès son arrivée, il alla consulter un médecin dans une salle d'urgence pour s'assurer d'un contrôle rapide. Sa toux avait cessé, sa voix avait retrouvé sa force, mais non sa tonalité habituelle, laissant entrevoir un malaise, une inquiétude qu'il n'avait jamais eue auparavant. La radiographie de contrôle démontra effectivement une petite lésion pulmonaire qui inquiéta grandement le médecin, ce qui fit redoubler les malaises de Marcel et surtout son anxiété. Le pneumologue lui fit passer des tests complémentaires qui confirmèrent l'existence d'une lésion possiblement maligne. Marcel était dans tous ses états, jamais il n'avait été aussi anxieux. La dépression le gagna, si bien qu'il ne put aller au travail pendant des mois. Les tests de contrôle radiologiques firent mention d'une lésion métastatique, dont l'expansion était fulgurante.

Marcel décéda six mois plus tard. Son médecin de famille fut avisé de son décès. En fouillant dans son dossier, il trouva des radiographies pulmonaires datant de 15 ans et une autre de l'année d'après. Il y voyait la même lésion, au même endroit, et de la même grosseur. À cette époque, on avait qualifié la lésion de bénigne et le pneumologue avait passé un contrôle qui s'était avéré stable. Mais à partir du moment où ce dernier fut informé des risques de sa situation, tout un mécanisme biochimique neuro-endocrino-immunologique s'enclencha, alimenté par le stress et l'anxiété dont il fut la proie à partir de ce moment.

Il ne s'agit pas d'ignorer une lésion ou de faire l'autruche, mais on peut constater à quel point le mental intervient et se répercute sur la santé de l'individu et comment l'attitude du médecin peut affecter le déroulement et l'évolution de la maladie.

Il faut susciter la confiance, disait Hippocrate. Platon ajoutait : « Il est préférable de prescrire un médicament prétendument inefficace et inoffensif que de dire à un malade qu'il est incurable. Ce n'est que lorsqu'il est utilisé comme médicament qu'un tel mensonge peut être utile. »

Cela ne veut pas dire qu'il faut tout cacher ou dire des mensonges, mais trop souvent, la médecine joue le rôle d'oracle de malheur en émettant des pronostics sombres. Les statistiques existent, certes, mais affirmer que tous se conformeront à celles-ci ne fait qu'ajouter au désespoir des gens. Sommes-nous prêts à donner à l'autre le meilleur pour lui-même, sommes-nous prêts à lui accorder le plus d'espoir possible ? Il y a toujours de multiples possibilités pour l'avenir. « Condamner » un patient en affirmant que ses chances de guérison sont très minces, c'est donner peu de chances au potentiel d'auto-guérison. Cela risque d'écarter toute autre possibilité que celles que les statistiques expriment à propos de la maladie. Mais il est avant tout question d'une personne, au potentiel et aux ressources insoupçonnés, et non d'une maladie. C'est en cette personne qu'il faut investir de l'espoir et de l'énergie.

CHAPITRE 8

SURVIVRE AU STRESS

Il s'infiltre dans toutes les dimensions de notre être : corps et esprit. Lorsqu'il devient chronique, il est reconnu comme un agent insidieux du processus de vieillissement humain ou de maladie. Ses effets sont dévastateurs et nombreux, allant de légers malaises jusqu'à la mort. Quotidiennement, plus d'un million de personnes s'absentent à cause de lui et ce dernier coûte plus de 25 milliards en dépenses annuellement en Amérique du Nord. On dit pourtant qu'il peut aussi nous être bénéfique. Mais qu'est-ce que le stress, au juste ?

Le stress est l'ensemble des réponses d'un organisme soumis à des pressions de la part de son environnement. Ces réponses dépendent souvent de la perception qu'a l'individu des pressions qu'il ressent. Ce n'est pas tant l'événement en soi, mais l'impact de ce dernier sur l'individu. Il s'agit d'une séquence complexe d'événements provoquant des réponses physiologiques, biochimiques et psychosomatiques. Le stress diffère de l'anxiété, de l'angoisse ou de la peur, qui sont des émotions. Il est un mécanisme de réponse pouvant mener à son tour à différentes émotions, dont l'anxiété.

Les facteurs d'aggravation du stress sont beaucoup plus nombreux qu'on peut l'imaginer. Ce n'est pas seulement d'être pris dans la circulation matin et soir, de travailler avec un patron exigeant ou d'être entouré d'enfants turbulents. On peut en identifier quatre grandes catégories : les facteurs psychologiques telles la colère, la peur et l'anxiété ; les facteurs environnementaux telle l'exposition aux produits chimiques, aux infections, au bruit, aux vibrations de toutes sortes ; les facteurs métaboliques telles les déficiences nutritionnelles et, finalement, tous les facteurs physiologiques comme les accidents, la douleur, les chirurgies, les exercices extrêmes et le manque de sommeil. Avec autant de causes possibles, il n'est pas surprenant que nous soyons tous plus ou moins en situation de stress continuel.

Le stress a souvent une connotation négative parce que nous l'associons à des émotions telles la peur ou la colère, qui nous perturbent. Cependant, une grande joie, un grand succès peuvent aussi provoquer des réactions physiologiques (tension musculaire, pleurs, fatigue, etc.). C'est ce que nous appelons le bon stress (*eustress*), qui est bénéfique, par opposition au stress nuisible (*dystress*). Si le niveau de tension est adapté à la situation, à l'action, il est bénéfique. Il en est ainsi pour le stress ressenti avant une compétition temporaire. C'est un stress de courte durée, où l'adrénaline va augmenter pour nous permettre d'être encore plus performant. À l'opposé, le stress mal géré, disproportionné ou constamment présent génère des conséquences physiologiques et psychologiques se traduisant par des malaises et peut-être des maladies.

Tout changement dans la vie s'accompagne de périodes de stress et il est clairement établi que durant ces périodes, l'être humain est plus sujet aux maladies en général. Le stress est associé de près ou de loin à la très grande majorité des maladies présentes chez l'homme et il devient impératif de neutraliser son action. Plus de 1400 réactions chimiques dans notre corps résultent des effets du stress. Trois grandes hormones clés du stress sont à la source même ou sont les facteurs aggravants de la plupart de nos maladies. Ces grandes hormones sont le cortisol, l'adrénaline et l'aldostérone (générant l'hypertension artérielle). Le stress augmente les protéines inflammatoires (homocystéine, CRP, fibrinogène) qui nous rendent sujets aux maladies cardiaques, au diabète et à l'adiposité abdominale[1-3]. Les bilans sanguins démontrent des taux d'adrénaline sécrétée par les surrénales de 7 à 30 fois supérieurs aux valeurs normales sous l'effet du stress aigu.

Le stress s'attaque à différents aspects de notre biologie, que ce soit au niveau endocrinien, cardiologique, immunologique, neurologique. Ses dommages se répercutent même sur le plan physionomique cérébral en créant une atrophie de l'hippocampe, servant à la mémoire et à l'orientation spatiale, comme l'a démontré la Québécoise Sonia Lupien lors d'une conférence à l'Institute for Functional Medicine en 2007[4]. Cette petite partie au centre du cerveau est une des premières structures à être atteintes dans la maladie d'Alzheimer. Plusieurs problèmes de mémoire, d'attention et d'orientation pourront se manifester à la suite de stress chroniques.

L'OMNIPRÉSENCE DU STRESS

Le stress n'est ni imaginaire ni invisible. Les émotions négatives chroniques laissent des traces indélébiles dans notre chair. Partout sur la planète, l'homme est soumis à des contraintes environnementales où le stress est omniprésent, ce qui crée des ravages sur sa santé. En société, nous vivons une anxiété collective, mais c'est une réalité que nous n'osons pas aborder. Nous sommes incertains face à demain, à notre travail, à l'économie, à la menace de la guerre qui éclate ici et là. Aux nouvelles, on apprend qu'une bombe a éclaté dans une école, tuant 20 personnes. Rien n'est sûr, rien n'est garanti.

La science affirme qu'aujourd'hui presque tous les êtres humains subissent, à différents niveaux, des éléments stressants de façon quotidienne et la plupart des gens ne réalisent pas à quel point ce stress quotidien peut affecter profondément leur santé. De 75 à 90 % [5, 6] de toutes les visites chez les médecins généraux en Amérique du Nord sont reliées à des désordres occasionnés par le stress. Le stress est malheureusement l'apanage de nos sociétés modernes, où la performance et l'efficacité sont de rigueur. On ne se contente plus d'agir avec efficacité, on veut le maximum et pour cela, l'individu demeure et vit dans un état d'hyperréactivité qui peut entraîner une hyperémotivité le prédisposant au *burn-out*.

La performance dans tous les domaines est devenue un objectif à atteindre, quelles que soient nos habiletés. Nos sociétés n'incitent pas à développer les qualités inhérentes à chacun et préfèrent encourager et stimuler les jeunes dans une même direction, dans des domaines qu'elles valorisent. La compétition devient omniprésente et malsaine avec des perdants, des échecs, de la dépréciation et, évidemment, du stress continu. La performance en soi est bonne, mais nous créons malheureusement le besoin de la performance. Ce besoin devient inévitable et contraignant, et nous souffrons lorsque nous ne sommes pas performants. Nous devenons accros aux exploits et nous vivons l'échec lorsque nous ne croyons pas avoir été à la hauteur.

Même le concept des Jeux olympiques devra un jour être revisité, car la performance individuelle, assurée trop souvent par des stéroïdes ou d'autres substances dissimulées, va toujours en augmentant. Et que dire d'une bonne partie de ces médaillés, ou de ceux qui se classent en quatrième position, qui tombent dans l'oubli ou dans la dépression ?

La simplicité a perdu sa place, tout se bouscule, tout est sollicitation partout et en tout temps. La société de consommation oblige l'individu à continuellement acquérir et à se mettre au pas des nouveautés technologiques. Le téléphone cellulaire le rejoint partout, laissant peu de place à la sérénité, à la tranquillité et à la paix si chèrement recherchées. Autrefois, il était facile de s'évader pendant deux semaines pour oublier le travail et les tracas. Mais aujourd'hui, il faut être vigilant et persévérant pour se permettre d'être réellement «en vacances». Notre téléphone et notre ordinateur n'ont plus de limites, nous poursuivant jusqu'au bout de la terre.

Quand sommes-nous vraiment en vacances dans notre tête? Même sur une île paradisiaque, nous sommes, hélas! là où le mental se situe, car nous sommes toujours et avant tout dans notre tête, peu importe l'eau bleue et les cocotiers. Les vraies vacances seraient de prendre congé de notre tête, car changer d'endroit fait si peu la différence. Si nous sommes agités, en colère ou mélancoliques, nous ne sommes pas en vacances. Notre espace intérieur prime sur cet environnement enchanteur. Si nous souffrons de colère, de frustrations ou de dépression, notre santé risque d'en pâtir.

LES RACINES DU STRESS

Je crois que la plupart de nos expériences physiques inconfortables (*dis-ease*) ou de douleur sont liées directement à notre interprétation de certaines expériences passées. Ce ne sont pas les expériences elles-mêmes qui nous ont marqués profondément, mais plutôt l'interprétation que nous en avons faite. Une fois à l'âge adulte, nous avons mis de côté et oublié l'expérience en soi pour n'en garder que notre interprétation très personnelle.

Caroline, 43 ans, me consulte pour un problème d'anxiété chronique. Elle a de la difficulté à créer des liens durables, car elle croit que toutes ses relations vont échouer; elle craint l'abandon de la part de ses amis et même de son mari. Elle vit dans un sentiment d'insécurité constant. Elle veut tenter quelques séances d'hypnose pour cerner les dessous de ce sentiment qui la paralyse.

Après avoir fait une séance d'induction pour la mettre dans un état de grande relaxation, mais tout à fait consciente, elle se permet de plonger dans les états subconscients de son enfance. Elle se voit à quatre ans, jouant à la poupée dans sa chambre. Elle est seule et elle s'amuse bien. Pas très loin, à la cuisine, elle entend la voix de sa mère qui parle au téléphone tout en préparant le repas. Tout est bien. Caroline décide d'enfiler une veste à sa poupée. Mais elle ne parvient pas à attacher les boutons correctement. Elle se lève et se dirige doucement à la cuisine pour demander l'aide de sa mère. Cette dernière n'est pas dans la cuisine! Caroline appelle sa mère, mais n'obtient pas de réponse. Elle commence à s'affoler, court au salon, puis dans la chambre… Personne ! Elle crie « maman », mais ne reçoit toujours pas de réponse. Elle devient très agitée, et se met à pleurer d'inquiétude. Puis elle voit la porte de la maison ouverte. Personne n'est dans l'entrée, tout est désert. Maman a disparu. Caroline se sent seule. Puis sa mère revient. Elle était partie donner une tarte à la voisine. Souriante, elle console Caroline, pour qui cette absence a semblé avoir duré une éternité, alors qu'elle n'avait pas duré plus de 30 secondes. Aujourd'hui, la mère de Caroline ne se souvient plus de cet incident banal, mais pour sa fille, cet épisode s'est incrusté profondément en elle comme une histoire d'abandon indélébile.

Comment embrasser le présent alors que nous avons les mains encore pleines du passé ? Et comment envisager le futur alors que nous ne projetons que notre passé dans notre présent et nécessairement dans notre futur ? Le véritable futur ne prendra sa réalité que si nous pouvons assumer pleinement notre présent en nous libérant du poids du passé.

Le stress peut s'inscrire en nous dès l'enfance et produire ses ravages beaucoup plus tardivement au cours de la vie. On peut reconnaître les états de santé perturbés dans l'âge adulte comme étant souvent la conséquence de traumatismes émotionnels dans l'enfance. Fait étonnant : les hommes qui ont expérimenté des violences sexuelles dans leur enfance ont plus de risques de souffrir d'attaques cardiaques que ceux qui n'ont pas souffert de ces abus[7-9]. Les enfants qui ont connu des relations éprouvantes avec leurs parents auront plus de problèmes de santé à l'âge adulte que ceux qui ont vécu dans un climat familial harmonieux. Les relations parents-enfants construites sur des bases solides créent des forces vitales positives, qui diminueront plus tard les risques de cancer, d'anxiété et de fibromyalgie[10].

LE STRESS : BON ET MAUVAIS

La séquence biochimique du stress est simple et le docteur Hans Selye en a bien illustré le parcours. Par exemple, on vous présente un nouveau travail (ou un surplus de travail) pour la semaine ; voilà qu'aussitôt une tension psychologique fait émerger de votre hypothalamus une alarme biochimique sécrétée par les neurones et les surrénales qui commandent la sécrétion d'adrénaline, cette hormone qui entraîne une accélération du rythme cardiaque et un accroissement de la pression artérielle pour faire face à un danger. Elle met en branle le système nerveux sympathique d'accélération, un mode de défense où l'organisme peut fuir rapidement ou se préparer à affronter un possible adversaire. Tous les organes sont mobilisés pour la défense et sont en mode d'accélération, que ce soit le cerveau, les muscles, le cœur, les poumons, ainsi qu'une grande quantité d'hormones.

Le relâchement de l'adrénaline, à son tour, envoie un signal de l'hypothalamus à la glande pituitaire, puis aux deux glandes surrénales, qui vont produire une hormone maîtresse que l'on appelle le cortisol. Cette hormone bienfaisante au départ vient freiner l'agitation que l'adrénaline nous fait subir. Sans ce cortisol, nous serions en proie aux tremblements, à la panique, et prêts à bondir. Mais le cortisol nous amène à avoir la tête froide, posée, et à regarder toute situation avec plus de clarté et de concentration pour avoir une réponse plus appropriée. Le cortisol, au départ, est anti-inflammatoire et calmant, et procure une plus grande tolérance à la douleur. Cette réponse amenée par le cortisol fait office de régulateur face à toute situation de stress, car elle permet de désamorcer une situation initialement perçue comme stressante. Elle remet l'organisme ainsi dans un stade de repos, et lui insuffle un sentiment de sécurité. On réalise ici que ce stress, qui a été de courte durée, permet à l'organisme d'être plus performant, que ce soit dans une situation nouvelle, dans une compétition ou pour réussir lors d'un examen. Le stress nous a rendus plus habiles et plus résistants. C'est ce que l'on nomme l'*eustress,* ou le stress favorable.

Le même principe s'observe dans la nature. La gazelle aperçoit le lion qui se dirige vers elle. Par réflexe, elle s'enfuit à toute allure, avec le cœur bondissant et haletant sous l'effet du système sympathique et de l'adrénaline. Dans sa course éperdue, elle réussit à distancer le lion épuisé. Elle finit par s'arrêter et regarde la situation plus calmement : le lion a disparu de son champ de vision. Elle broute l'herbe tendrement et la vie est belle… jusqu'à la prochaine course. Mais quand ? D'ici là, elle profite du calme, avec plus d'expérience et de force. C'est le stress de courte durée qui nous permet de retomber sur nos pieds avec plus d'agilité et de solidité. C'est une adaptation bénéfique pour l'espèce et cela produit une réponse en vue d'une plus grande survie. Cette réponse au stress est donc essentielle, car elle nous permet de réagir correctement aux différents défis que la vie moderne, toujours en changement, nous impose[11].

Mais si cette tension reste toujours présente et agressante, notre corps sécrète constamment ces hormones de stress, l'adrénaline et le cortisol. Celles-ci finiront par nous déstabiliser, nous dévitaliser et user prématurément les différents organes de notre corps. Nous nous sentons alors dépassés, épuisés, et tout cela nous conduit à de nombreux problèmes de santé, de la colère, de la dépression, de l'épuisement professionnel, et même des maladies chroniques. L'homme doit rechercher l'homéostasie, c'est-à-dire l'équilibre entre le système nerveux sympathique et le système nerveux parasympathique, défi qu'il devra relever à tous les instants.

RECHERCHER L'ÉQUILIBRE

Le système nerveux automatique ou neurovégétatif, que l'on qualifie d'autonome, tire son nom du fait qu'il se gère lui-même en quelque sorte, apportant des réponses automatiques à l'ensemble du corps physique. Mais la science a démontré que le système nerveux n'est pas si *autonome* qu'on le croyait, car il est modifiable par le biais de notre volonté et de nos réactions émotives.

Le système nerveux autonome se divise en deux systèmes que les Orientaux avaient déjà qualifiés de système yin et de système yang. Notre médecine moderne parle ainsi du système nerveux sympathique (yang) et du parasympathique (yin). Le premier fait référence à la défense et à la survie avec tout ce que cela implique : accélération du rythme cardiaque, accroissement de la tension artérielle. Le second apporte un ralentissement, un calme, un repos, une régénération, une réparation.

Les médecines ayurvédiques et tibétaines les appellent ida pour le yin (parasympathique) et pingala pour le yang (sympathique). Ida stimule les activités créatrices, artistiques, et représente notre subconscient. C'est l'élément féminin, représenté par la lune, en relation avec la terre et l'eau. Ida influence le système nerveux parasympathique et irrigue le cerveau droit. De son côté, pingala est le canal de l'énergie yang, il régit la force et l'activité musculaire. C'est le principe masculin ; il oriente la conscience vers le monde extérieur. Son énergie est chaude, solaire, et ses éléments sont le feu et l'air. Il est responsable des capacités de raisonnement, d'analyse et de logique. C'est la dominance du cerveau gauche. L'équilibre de ces deux systèmes nerveux est des plus importants et la santé ne sera pas de la partie si cette homéostasie, cet équilibre, disparaît.

L'être humain, dans nos sociétés modernes, est trop souvent et trop longtemps sous le joug du système sympathique. Beaucoup de techniques comme la visualisation, le yoga, les respirations et la méditation alimentent et favorisent le mode parasympathique si bienfaisant, relaxant et régénérateur pour les organes. Nous y reviendrons au chapitre 9.

NOUS SOMMES L'HÔTE DE NOS PENSÉES

La critique est omniprésente dans nos sociétés, et certaines personnes sont habiles à tenir des propos toxiques sur le dos des gouvernements, des politiciens, des voisins et de la parenté. Nous devons décider de ce qui est bon pour nous et nous détourner de ce qui est malsain. Nous pouvons décider quels aliments vont entrer dans notre corps pour nous nourrir adéquatement et positivement, tout comme nous devons décider quelles pensées peuvent entrer dans notre tête.

Imaginons que notre cerveau est un hôtel et que nos pensées sont des voyageurs qui peuvent y élire domicile pour un certain temps. En tant que maître d'hôtel, nous pouvons refuser à tout moment de donner refuge à des pensées désobligeantes, négatives ou toxiques. Les pensées ne nous appartiennent pas. Elles font partie d'un nuage autour de nous et elles attendent le moment opportun pour s'inviter dans notre hôtel. Parfois, elles se sont installées à notre insu, si bien que nous croyons qu'elles font partie du personnel de l'hôtel ! Nous devons développer un mental de plus en plus clair et alerte pour pouvoir sentir les émotions et pensées négatives et empêcher toute intrusion.

Comme l'enseigne Jon Kabat-Zinn avec la pleine conscience, il faut d'abord et avant tout être présent à ce qui est à l'intérieur. Être là, simplement là, prendre conscience de ce qui est là, sans juger, puis revenir au centre, à soi, être présent aux sensations du corps, à notre respiration, en délaissant la pensée qui avait occupé et détourné toute notre attention. Au début, cela est difficile, car nous ne sommes pas suffisamment conscients des va-et-vient de notre mental en cavale, mais avec la pratique, nous devenons de plus en plus habiles à ne plus nous laisser vampiriser par ces pensées qui nous assaillent constamment. Nous les regardons simplement et choisissons de nous détourner d'elles, ramenant notre attention sur notre respiration, ne choisissant que les invités désirables et non perturbateurs pour notre *hôtel*, que l'on veut garder paisible.

Comme en cas d'orage, nous devons nous réfugier dans notre abri mental, nous retirer intérieurement dans un espace serein où nous pouvons retrouver la paix. Nous avons besoin de cette quiétude pour affronter le rythme effréné de notre vie.

LA PENSÉE ET LE *BURN-OUT*

Le mental de l'homme trotte à une vitesse effrénée, à la mesure de nos ordinateurs hyper performants. Des milliers de pensées nous assaillent quotidiennement. La diminution de la capacité d'attention et de la clarté mentale, la difficulté de se relaxer ou de dormir, la perte d'estime de soi, la fatigue et l'irritabilité sont souvent les signes avant-coureurs d'un désordre sérieux.

Nous caressons une multitude de projets à la fois, mais il est souvent impossible de tous les réaliser. Nos ambitions démesurées créent des frustrations et de l'amertume. Le principal « remède » se trouve dans l'acceptation de ce qui est. Nous devons fournir l'effort pour accomplir ce qui est possible et laisser de côté le superflu. Nous devons apprendre à respecter les cycles de travail et de repos, sinon le corps en subira les conséquences et il deviendra épuisé, stressé et possiblement irritable. Trop de projets à la fois créent une stagnation dans notre énergie ou, pire, un débordement non contrôlé dans des directions non souhaitables.

En entreprendre trop à la fois et trop vite crée de l'anxiété chez l'homme. Il est intéressant d'analyser, lors d'un bilan en *neurofeedback*, les lectures d'électroencéphalogrammes chez les gens anxieux et chez les gens dépressifs. Tout se déroule comme si les tracés d'ondes cérébrales des dépressifs reproduisaient, mais de façon plus prononcée, ceux des anxieux. C'est d'ailleurs ce que j'ai souvent remarqué : l'anxiété chronique est un premier pas vers la dépression.

Aller chercher l'aide d'un bon psychologue est souvent une nécessité. Le mal du siècle est avant tout un mal de vivre qui se manifeste dans un désordre physique. Comprendre le sens de sa vie et se comprendre sont les atouts pour une vie réussie. L'analyse de la dimension psycho-spirituelle de l'être devrait s'enseigner sur les bancs d'école. Je ne parle pas de religion ou de moralité, mais de spiritualité. Il s'agit de tenter de comprendre comment fonctionnent l'esprit et l'âme, cette dimension commune chez tous les êtres, peu importe leur religion.

LA DÉPRESSION N'EST PAS UN MANQUE DE PROZAC !

Depuis l'arrivée des antidépresseurs recapteurs de la sérotonine, leur usage s'est accru de façon exponentielle. On estime actuellement qu'en France, plus de 25 % de la population prend ce comprimé « miracle ». La vie est tellement trépidante qu'on ne sait plus où donner de la tête, tant et si bien qu'un antidépresseur est de mise. Mais voilà que les indications ne s'arrêtent pas à la dépression ; on les prescrit pour la douleur chronique, la fibromyalgie, l'anxiété, les phobies, les sautes d'humeur et même pour la fatigue chronique.

Mais tous ces malaises peuvent-ils être véritablement soulagés en prenant un comprimé ? Si les symptômes semblent s'atténuer, la cause n'est pas éliminée pour autant. La dépression n'est pas un manque de Prozac. D'ailleurs est-ce que les antidépresseurs sont si utiles ? On a fait une expérience avec des gens dépressifs qui ne prenaient aucun médicament. On leur a demandé de se concentrer sur une image d'eux alors qu'ils étaient heureux dans le passé. Les électroencéphalogrammes et les tomodensitométries de ces gens démontrèrent des résultats similaires à ceux obtenus chez les gens qui prenaient des antidépresseurs de marque Prozac[12, 13]. Une grande partie de tous les effets positifs des antidépresseurs est due au fait que les gens croient à leurs bienfaits. Voilà un exemple probant du pouvoir créateur de nos pensées !

Je suis d'avis que, dans une grande majorité de cas, un désir de communication non verbalisé est à la source d'une humeur dépressive. Nous nous sentons épuisés, appesantis et sans énergie. Nous manquons d'élan et de propulsion dans nos projets et nos désirs. Nous avons perdu la passion aux dépens de boulets que nous traînons pendant des années. Avec le temps, nous croyons avoir résolu des situations, mais nous les avons plutôt entassées dans un coin que nous avons ignoré. Les choses non exprimées nous accablent. Ne pas ex-primer, c'est dé-primer un jour !

Notre société est en mal de communication. Il serait temps de rétablir la communication à l'intérieur de nous-mêmes et avec les autres. Seule une communication authentique nous permet de renouer avec la source profonde d'énergie qui réside en nous.

SURVIVRE AU STRESS, EST-CE POSSIBLE ?

Comme le stress est quasi inévitable, on doit apprendre tôt ou tard à relaxer même en sa présence. L'afflux constant d'adrénaline et de cortisol peut être compensé heureusement en favorisant le système parasympathique, le grand réparateur du corps. Une façon simple, à portée de main et non coûteuse d'activer le système parasympathique est de pratiquer des activités favorisant la détente, comme la respiration consciente, le yoga, la relaxation, les marches en forêt et la méditation.

En réponse à cette pression exercée de toutes parts, il importe de se donner du temps à soi, de se retirer du monde fébrile pour se réfugier à l'intérieur de soi, faire le silence intérieur, là où doit régner la paix malgré le tumulte extérieur. Les blessures émotionnelles et physiques, tout comme le stress, seront inévitables un jour, mais malgré les chocs que le cœur subit, il doit demeurer ouvert et prêt à accueillir la vie.

Mais la vie stressante telle que nous la ressentons est-elle vraiment la réalité? Que veut dire «Je manque de temps», «Je suis pressé» ou «Je suis fatigué» dans un univers où même le temps est relatif? Qu'est-ce qui nous alourdit autant? Une bonne partie de tout cela nous arrive parce que nous pensons en termes de «fardeau à exécuter» et que nous y accordons trop d'importance. Mais qu'est-ce qui est si important? Il faut penser différemment. Penser légèrement pour attirer de la légèreté dans notre vie.

Notre vie se crée à la façon de qui nous sommes en pensées. Dans quel état d'esprit commençons-nous notre journée? Ne laissons aucune place à des pensées de peur, de critique ou de colère, sinon elles coloreront dramatiquement notre journée. Des pensées d'amour, d'harmonie et de paix attireront leurs semblables et nos journées se dérouleront à leur image. Nous devons être à la source de notre vie et de ce que nous voulons d'elle et non à sa remorque, et cela commence par la pensée. Avec une perception claire de ce que nous voulons, nous attirerons plus facilement les événements que nous souhaitons voir arriver.

LA GRATITUDE, UN ANTI-STRESS

Que pouvons-nous faire pour réduire notre stress? D'abord et avant tout, commençons par avoir de la gratitude pour tout ce qui nous entoure. Un tel comportement nous permet de vivre plus intensément dans le moment présent, de voir le côté positif des événements et d'apprécier les moments privilégiés que nous vivons. Nous remarquons peu les privilèges qui nous sont accordés tant ils sont constamment présents à nos yeux, tellement familiers, pour ne pas dire gratuits.

Examinons une journée typique. Le réveil sonne et nous ouvrons les yeux, la vie nous fait cadeau d'une nouvelle journée sur terre. Quelle chance d'avoir pu entendre cette sonnerie! Nous voyons, nous entendons et nous ressentons grâce à nos sens éveillés. Notre cœur bat toujours, il a continué à battre toute la nuit sans notre participation. Nous sortons d'un lit confortable et bien chaud. La température ambiante est parfaite. Nous avons le choix de prendre une douche à la température voulue. Ah oui, nous avons cette eau précieuse dans toute la maison… et chaude en plus! Puis, nous avons l'embarras du choix pour nous habiller. Un vêtement douillet à enfiler, ou pourquoi pas le nouvel ensemble acheté la semaine passée. Puis nous passons au petit-déjeuner, pour lequel nous avons le luxe de choisir entre divers aliments…

Tout cela est fait la plupart du temps machinalement et cette familiarité nous détourne des bienfaits innombrables qui nous entourent. Trop vite nous maugréons sur une tartine un peu trop cuite ou un café froid. Ces petites réactions quotidiennes de mécontentement ne sont pas anodines ; elles perturbent notre mental inutilement, font même bouillir notre sang parfois et ajoutent à notre stress. Développer de la gratitude pour tout ce qui nous entoure est la première clef pour fermer la porte au stress. Remercier et bénir ce petit-déjeuner fait également partie de cette attitude que l'on nomme la gratitude.

Commencer la journée avec gratitude pour tout ce que la vie nous donne et pour tout ce que nous avons apaise le mental[14-17]. De la même façon, penser aux autres qui peuvent être dans le besoin crée un réel oubli de soi et chasse les humeurs comme la dépression et l'amertume.

DÉVELOPPER LA BONNE ATTITUDE FACE AU STRESS

Il faut changer cette attitude offensive ou de peur face à tout événement nouveau, inhabituel et donc possiblement stressant qui se présente dans notre vie. Une chose est certaine, nous ne pouvons changer l'événement actuel et la seule chose qu'il reste à faire est de modifier notre attitude face à cette situation. La peur se manifeste dès le début et entraîne une série d'inquiétudes nébuleuses, alors que la réalité n'est qu'une situation nouvelle qui se présente. Mais nous souffrons de cette habitude de tout teinter par notre personnalité, nos peurs et notre insécurité.

Acceptons cette chose puisqu'elle est là et qu'elle fait partie de notre vie maintenant. Nous ne pouvons l'enlever ou la refuser, elle est là. Il faut la reconnaître et… prochaine étape : passer à l'action. Qu'il s'agisse d'aller dans une direction ou dans une autre, d'appeler quelqu'un, d'écrire pour donner suite, d'aller rencontrer une personne en particulier pour s'expliquer… l'important, c'est d'agir maintenant pour éviter les dommages et les embrouilles que la passivité risque d'amener. Agir permet de libérer notre tête et de se sentir plus léger. Cette chose est maintenant en dehors de notre chemin pour un certain temps. C'est dans l'action que la tranquillité d'esprit viendra.

Ultimement, on pourrait affirmer que le stress n'existe pas. L'exemple suivant en fait la preuve. Il y a plusieurs années, le dalaï lama devait donner une conférence à Washington. Il y avait beaucoup de participants, mais également beaucoup de manifestants critiquant sa venue. On a demandé au dalaï lama s'il était stressé de donner cette conférence. Pensif, il ne savait que répondre et il demanda ce que voulait dire le mot *stress*. Le mot *stress* n'existe pas dans le vocabulaire des Tibétains. Pour eux, chaque jour apporte son lot d'expériences qui ne sont ni bonnes ni mauvaises. Ils apprennent à couler avec le flot de la rivière, n'offrant pas de résistance, ne tentant pas de remonter le courant. Ils ne perçoivent pas de situations stressantes, mais plutôt des occasions d'adaptation, et ils remercient le ciel de toutes les épreuves qui peuvent les faire grandir. Voilà qui nous offre matière à méditer...

CHAPITRE 9
UNE PAUSE ANTI-STRESS OU ANTI-DOULEUR

Une pause de 10 minutes par jour, centrée sur des pensées positives et créatrices, peut donner une impulsion positive à toute la journée. S'accorder du temps pour une méditation, pour se centrer et se retrouver à l'intérieur de soi, pour goûter la quiétude qui vient avec le sentiment de faire partie d'un grand tout, est essentiel. Chacun a une place unique dans ce monde, y apportant son talent, son caractère et son empreinte. Personne ne peut priver autrui de son importance, à moins de nier sa propre valeur. Ce petit rendez-vous avec soi de 10 minutes est une façon de reconnaître cette valeur.

LES BIENFAITS DE LA MÉDITATION AU QUOTIDIEN

La méditation peut ajouter de la clarté et de la lumière dans notre vie, éclairer des régions ténébreuses de notre esprit et nous permettre d'aller chercher plus d'apaisement intérieur.

Je ne pourrai jamais assez insister sur l'importance de méditer quotidiennement. Tout comme manger est un besoin quotidien, la méditation est la nourriture de l'âme et une nécessité de nos jours. Même si nous nous sentons comprimés par le temps, il importe de prendre ces 10 minutes pour soi, car elles feront toute la différence dans cette journée.

La méditation nous amène à un autre niveau de conscience où les solutions aux problèmes de la vie deviennent plus évidentes. Peu importe le type de méditation, elle soustrait le mental à ses activités frénétiques et le tranquillise tout comme le sommeil repose et régénère le corps. La méditation ou même la respiration consciente pratiquée au coucher est importante également, car elle permet une coupure après une journée exigeante et stressante pour faciliter l'entrée nouvelle dans une nuit plus régénératrice.

Lorsque vous décidez de vous adonner à la méditation, choisissez un endroit tranquille et bâillonnez le téléphone. Laissez-vous aller à ce qui se présente devant vous, aux premières impressions qui sont là, ou même simplement aux sensations que vous éprouvez. Soyez simplement présent. Plus vous pratiquerez, plus le processus va s'enclencher facilement et rapidement. Au départ, quelques respirations profondes et abdominales vont préparer le terrain.

Le *scanning* corporel pour nettoyer les tensions

Avant d'entrer dans un état méditatif, je suggère de pratiquer ce qu'on appelle le *scanning* corporel. Plusieurs formes de *scanning* existent, mais une technique simple consiste à *scanner* le corps humain. Le *scan* est une technique moderne en médecine et permet d'aller localiser les anomalies rencontrées dans les différents organes du corps.

Imaginez un treillis de feu violet d'environ 1 m sur 1 m et d'une épaisseur d'environ 2 cm. Ce grillage purificateur va *scanner* lentement tout le corps, le traversant dans tous les sens, de haut en bas, de gauche à droite, d'avant en arrière et inversement. Imaginez que ce treillis va brûler toutes les impuretés, les lésions aux organes, les tensions, les émotions perverses accumulées. Au fur et à mesure que le *scan* se déplace, tout ce qui vous dérange se transforme en cendres, qui tombent à l'extérieur du corps.

Technique de méditation simple

Dans la méditation, il y a autant de techniques que d'individus, mais au départ, commencez par une technique que vous pourrez pratiquer souvent et facilement. Vous pourrez en essayer plusieurs pour finalement trouver celle qui vous convient le mieux. Simplement s'asseoir en silence ou avec une musique douce est déjà un bon début. Soyez préférablement assis avec la colonne bien droite pour faire circuler l'énergie et garder votre niveau d'attention.

Respirez lentement par le nez en silence, en sentant l'air qui entre et qui ressort doucement. Vous vous concentrerez sur cette respiration d'abord.

Puis vient le temps de ralentir le train de vos pensées, ces pensées qui vous tracassent sans cesse inutilement. Dès que des vagues de pensées viennent assombrir votre tranquillité d'esprit, commencez à respirer lentement par le nez. Faites une pause, ressentez cette pression perturbatrice qui veut s'infiltrer en vous, ne vous identifiez pas à cette perturbation, regardez-la simplement, et laissez-la devant vous ; elle ne vous appartient pas véritablement. Cette présence qui veut s'imposer n'a pas à vous envahir si vous ne le voulez pas.

Retournez à ce moment de silence intérieur, revenez dans votre instant présent et concentrez-vous sur votre respiration, de nouveau lente et consciente, et ressentez la relaxation se répandre en vous graduellement. De votre tête jusqu'au bout de vos orteils.

Soyez présent à ce qui se passe en vous, à cette détente qui s'infiltre merveilleusement en vous et aux pensées qui se pointent silencieusement une à une devant vous.

Détournez-vous calmement des pensées inopportunes, malvenues et malveillantes. Faites simplement observer ce qui est là, votre respiration, vos pensées, la musique.

Graduellement, vous allez remarquer que le flot des pensées va diminuer, laissant de plus en plus de place à la légèreté et à la tranquillité. Les tensions s'apaisent et la clarté d'esprit prend place graduellement.

LA RESPIRATION CONSCIENTE

La respiration consciente est un instrument très efficace pour relaxer et même méditer. La respiration est en constante relation avec notre état émotif. Dès qu'un stress se fait sentir, notre respiration devient plus rapide et plus superficielle. Après un certain temps, la qualité d'oxygène diminue et nous devenons fatigués. Au contraire, si nous respirons plus lentement et profondément, un état de détente se fait sentir graduellement. La respiration consciente peut contribuer à réduire la fatigue, l'anxiété, la dépression, la colère, les tensions musculaires, les céphalées, la haute pression, les arythmies cardiaques, l'insomnie, l'asthme[1-7] et même… les erreurs médicales[8, 9] ! Que dire de plus ? La respiration exerce un contrôle direct et instantané sur le système nerveux. Avec chaque expiration, le rythme cardiaque ralentit. Si l'expiration est très lente, on s'accorde plus de détente ; si l'expiration est courte et rapide, notre énergie augmente.

Il y a une relation directe entre la qualité de notre respiration et la variabilité du rythme cardiaque. Cette dernière est un excellent moyen de prédire les risques de maladies cardiaques. Plus il y a d'incohérences dans la variabilité du rythme cardiaque, plus le système nerveux sympathique est dominant et plus les cardiopathies pourront se présenter. La cohérence cardiaque améliore toutes les fonctions cérébrales que ce soit au niveau de la prise de décisions, de notre attention, de notre concentration, de notre coordination et de notre mémoire.

La respiration consciente devient un moyen très efficace pour combattre le stress. Je vous propose la technique suivante qui, même en quelques minutes, vous permet de vous alléger du poids de la journée.

Asseyez-vous le dos droit. Prenez conscience de votre respiration et mettez de côté les pensées qui vous agitent.

Débutez par une respiration profonde abdominale. La respiration abdominale est importante, car elle dynamise davantage le corps et l'esprit en modulant positivement le système nerveux parasympathique. Trop souvent, nous ne respirons que par le thorax. Pourtant, le hara, ce centre d'énergie dans l'abdomen, aurait grand avantage à être dynamisé par cette respiration abdominale.

Imaginez que votre abdomen est un ballon que vous remplissez et que vous videz de façon rythmique. Sentez l'air qui entre et sort en alternance.

(Dans les débuts, la position couchée sur le dos avec les mains sur l'abdomen pourra faciliter cet exercice du ballon qui gonfle et se dégonfle.)

Inspirez en comptant en silence jusqu'à sept, faites une pause d'une seconde, expirez en comptant jusqu'à sept, faites une pause d'une seconde. Poursuivez à ce rythme de 5 à 10 minutes.

L'inspiration se fait par le nez, et l'expiration, également par le nez. Une autre variante suggère d'expirer par la bouche tout en laissant entendre un faible « ha ».

En comptant jusqu'à sept (selon votre rythme), vous gardez l'attention sur le décompte tout en délaissant automatiquement les pensées qui pourraient vous perturber. Soyez indulgent envers vous-même, car il est normal qu'après quelques secondes, votre attention soit déjà ailleurs. Revenez à votre centre et poursuivez.

De plus, soyez conscient que l'air que vous respirez ne vous appartient pas. Vous empruntez cet air, cette vie ; vous partagez ce même éther avec la planète entière. Soyez conscient, au même moment, qu'une énergie vivifiante entrant par les narines et tout le visage est transmuée dans l'abdomen pour ressortir de nouveau purifiée.

Après quelques minutes, vous allez déjà ressentir une détente et une clarté d'esprit. Il serait bon de pratiquer cette technique durant une dizaine de minutes, et ce, tous les soirs avant le coucher. Cela favorisera un sommeil plus profond et plus réparateur.

À la fin de l'exercice, prenez cette chaleur accumulée dans votre abdomen et visualisez-la en train de se disperser dans tout votre corps. Puis, restez dans cet état de calme pendant quelques minutes tout en profitant du moment présent.

D'AUTRES OUTILS POUR GÉRER LE STRESS ET LA DOULEUR

Le *neurofeedback*

Le *neurofeedback* est une technique de *biofeedback* observée à partir de l'activité des ondes cérébrales au lieu des ondes cardiaques. Nous avons remarqué que les gens qui pratiquent la méditation assidûment développent une meilleure organisation et harmonisation des ondes cérébrales.

Les premières découvertes sur les aspects bénéfiques de la méditation ont été obtenues par les lectures d'électroencéphalogrammes dans les années 1960. Se basant sur cette approche, les scientifiques ont développé le *neurofeedback*. Des capteurs sont installés sur la tête pour lire les diverses activités électriques du cerveau. Ces signaux démontrent la qualité de l'état mental de l'individu ou les anomalies de localisation des différentes ondes[10]. Par exemple, en état de relaxation et les yeux fermés, il y aura prédominance des signaux électriques alpha. Si l'on informe le cerveau de ses manques d'ondes appropriées (ondes alpha, beta, theta, delta…), il pourra apprendre à s'autocorriger avec l'aide d'un logiciel et à émettre des signaux équilibrés et plus harmonieux face aux besoins de l'individu, et cela sans la participation consciente de l'individu. De nombreuses études ont été faites sur cette technique[11-18], entre autres à l'école médicale de Harvard.

J'utilise cette technique pour venir en aide aux jeunes qui présentent des troubles d'apprentissage, tels le déficit d'attention et l'autisme, ou tout simplement pour améliorer la capacité de concentration, de créativité ou d'intuition de certains patients. De plus, cette technique a démontré une efficacité dans le traitement des douleurs chroniques, de la fibromyalgie[19, 20], des céphalées chroniques, de la dépression ou même pour favoriser une meilleure coordination chez les athlètes de haut niveau.

L'imagerie mentale

L'imagerie mentale et la visualisation sont des outils précieux. En plus de réduire le stress, la visualisation permet de diminuer la douleur et même de soulager et guérir des affections chroniques[21-24]. Plusieurs livres décrivent ces techniques ; ils sont faciles à consulter. Un outil intéressant autant pour l'enfant que pour l'adulte est la jyoti, qui a été mentionnée au chapitre 6. C'est un exercice de visualisation simple et efficace. J'ai eu la chance de l'utiliser dans des classes de maternelle et même pour ces petits bouts de chou de cinq ans, et les résultats ont été concluants en ce qui concerne la gestion du stress et la stabilité émotionnelle.

Ces techniques de visualisation peuvent favoriser la santé en participant à la réparation des divers éléments qui font défaut dans notre organisme. La pensée dirigée et curative est en effet prouvée depuis longtemps par la science[25-28]. On a fait des expériences chez les athlètes de haut niveau pour prouver l'efficacité de ces visualisations. Les athlètes avant une compétition imaginent leur effort, le chemin à parcourir et les embûches qu'ils auront à traverser ; ils se voient franchir le parcours avec facilité, ils ressentent dans leur corps l'effet de la compétition et même le fruit de leurs peines, la victoire finale.

Une étude a comparé deux groupes d'athlètes. Un premier groupe faisait de l'entraînement physique pour augmenter la masse musculaire, alors que le deuxième groupe, sans faire d'exercice physique, visualisait mentalement avec intensité l'exercice en question, la masse musculaire qui s'allongeait, qui se contractait, qui se gonflait avec une augmentation des fibres musculaires sous une circulation accrue, etc. Au bout de 12 semaines, on constata une augmentation de la masse musculaire dans le premier groupe, mais pour ce qui est du deuxième groupe, il y avait également une augmentation de la masse musculaire chez tous les participants de 15 à 20 % [29] ! Et ce genre de résultats positifs et encourageants a été démontré pour la réduction de la pression artérielle, le diabète, l'insomnie[30, 31] et même les troubles psychologiques.

La visualisation peut même nous servir dans nos relations humaines. Je crois que nous pouvons améliorer la qualité de nos relations avec nos amis, notre famille, et même avec des gens qu'on aime moins, en visualisant des relations saines et positives. Toute création est le fruit d'une pensée d'abord et cela est trop souvent oublié dans notre vie de tous les jours. L'imagination et la visualisation sont des outils de grande valeur auxquels l'homme n'a pas suffisamment recours. Pourtant, il s'agit d'un domaine aux possibilités infinies.

CHAPITRE 10

AFFRONTER SES PEURS

Bien que l'omniprésence du stress soit largement attribuable aux impératifs de la société moderne et à notre environnement, une partie de ce stress provient aussi du plus profond de nous-mêmes et trouve ses origines dans la peur. Notre cerveau hyperactif aime s'inventer des scénarios catastrophiques qu'il joue et rejoue en boucle, au point d'en faire une menace réelle. La prudence, la timidité, une faible estime de soi peuvent exacerber cette peur, qui pourra se manifester dans les situations quotidiennes : la crainte d'un examen à venir, d'une nouvelle rencontre, d'un patron exigeant, de l'opinion des autres. En somme, plusieurs situations de la vie courante peuvent être teintées par ce malaise et produire du stress. Que l'incident redouté survienne réellement ou non, nous le vivons dans notre pensée et les émotions engendrées par cette peur perturbent notre biochimie.

Combien de fois des gens (et souvent des jeunes) arrivent à l'urgence en présentant des tremblements, des palpitations, des étourdissements, des engourdissements du visage et des membres, une sensation d'oppression, la bouche sèche et une douleur thoracique ? Ils craignent la paralysie ou même la mort, alors qu'ils présentent les symptômes d'une crise d'hyperventilation, éprouvés lors d'une crise de panique. Ces gens qui respirent trop rapidement créent un débalancement du pH sanguin et une réduction du dioxyde de carbone. Parfois, le simple fait de respirer dans un sac à papier permet de rétablir le taux de dioxyde de carbone et de ramener le pH sanguin à sa valeur normale, éliminant graduellement les effets secondaires de l'hyperventilation. Des techniques de massage et de relaxation permettent par la suite de diminuer les symptômes de l'hyperventilation.

Mais quelles sont ces peurs qui empoisonnent notre existence et pourquoi les laissons-nous avoir une telle emprise sur notre santé? Je propose d'examiner quelques peurs courantes et de voir comment elles affectent notre qualité de vie, car si nous ne changeons pas notre perception, c'est notre santé qui en souffre.

LA PEUR DU CHANGEMENT

Le changement est quelque chose de naturel lorsqu'on est jeune. Tout change autour de nous et nous embrassons la vie. Nous apprenons à marcher, à jouer différemment, à lire… Tout est nouveau et nous sommes heureux de devenir plus grands et indépendants.

À l'âge adulte, il y a des changements que nous souhaitons voir arriver, comme un nouveau travail tant désiré après six mois de chômage. En général, nous en retirons un stress bénéfique. On s'imagine heureux dans ce nouveau poste. Cependant, la peur de ne pas faire bonne impression ou d'échouer dans nos nouvelles fonctions peut gâcher la joie d'avoir obtenu ce poste. La peur du futur, de l'inconnu, peut être tellement forte qu'elle nous rendra les mains moites, que notre cœur battra la chamade et que nous risquons de nous compromettre. La peur, lorsqu'elle nous contrôle, devient un ennemi qui s'attaque à notre corps.

Devant des changements imposés, non souhaités, la peur nous paralyse et nous empêche de prendre les bonnes décisions qui pourraient améliorer notre qualité de vie. Souvent, j'ai vu des gens qui souffraient de malaises de toutes sortes, leurs conditions de santé se détériorant gravement et leur vie devenant un gouffre. À regarder de près, la source de leur malheur venait d'un emploi qui les rendait misérables depuis des années. Parfois, la seule solution aurait été de quitter cet emploi qui les faisait souffrir et mourir à petit feu, mais leur manque de confiance et la peur de l'avenir les empêchaient de quitter ce qui les détruisait.

En présence de toute possibilité de changement, de tout ce qui est nouveau, une menace plane, l'émotion prend un nouveau visage qui s'appelle l'inquiétude. Le cerveau anticipe, généralement à tort, un danger et crée ultimement une réaction de peur. Une partie de nous est assaillie par l'insécurité face à un changement éventuel. Tout changement crée un état de stress, toute possibilité d'adaptation crée un sentiment d'insécurité qui, selon les individus, engendrera plus ou moins de réactions physiologiques qui vont perturber le corps.

Qu'on le veuille ou non, le changement fait partie de notre quotidien et nous devons accepter avec sérénité ce que la vie nous présente. Nous avons peur du lendemain, sans réaliser que la journée d'hier avait elle aussi son lot de tracas et pourtant, nous l'avons traversée. Le bouddha dit à ce sujet : « Le changement et l'impermanence sont peut-être les seules choses qui ne changent pas en ce monde. » Pourquoi ne pas s'y habituer maintenant ?

LA PEUR D'UN NOUVEAU DÉPART

On a pu voir souvent des gens qui, à la suite d'un accident ou d'un traumatisme qui les avait paralysés de peur (et non physiquement), cessent littéralement d'exister. Leur vie venait de s'éteindre tellement ils étaient hantés par le passé. Ils devenaient des victimes à temps plein et n'avaient plus de temps pour leur vie, pour leur famille et leurs amis.

Le père Anthony De Mello, prêtre jésuite décédé en 1987 à New York, racontait l'histoire suivante, qui illustre bien cette idée :

Dix ans après la fin de la Seconde Guerre mondiale, Amone et Ézer, deux juifs qui avaient survécu aux camps de concentration ensemble, se retrouvaient enfin, après plusieurs tentatives de retrouvailles. Ces deux détenus étaient devenus de bons amis au cours de leur captivité, ayant traversé les pires moments et vécu les pires tortures côte à côte. Ils avaient transité ensemble dans différents camps et avaient esquivé les camps d'extermination de justesse. Le jour de leurs retrouvailles, quel bonheur ce fut de se voir et de se faire une étreinte chaleureuse ! Amone, souriant, raconta son bonheur depuis sa sortie des camps nazis. Il appréciait tellement cette liberté et cette chance d'avoir eu la vie sauve. Il s'était trouvé un boulot honorable et avait fondé une famille qui le comblait de bonheur. Amone était emballé de voir son bon ami, et malgré son enthousiasme, il s'arrêta de parler et, regardant Ézer, il lui prit les mains et lui demanda comment il se sentait et ce qu'il faisait maintenant dans la vie. Ézer le regarda, les yeux tristes et, au bord des larmes, il se mit à raconter toutes les tortures et atrocités éprouvées pendant toutes ces années de privation. Il n'en finissait plus d'énumérer tout ce qu'il avait enduré et qui était encore aussi vif à sa mémoire même après plus de 10 ans. Amone l'arrêta et, avec tristesse, lui dit : « Je réalise que tu es encore dans les camps là-bas, aux mains des nazis. »

Certains, à la suite d'un accident de travail ou de voiture, vivent des situations de vie désespérantes et sans issue malgré tous les bons soins médicaux, les services administratifs et juridiques possibles. Il ne leur reste plus d'énergie et de temps, tout est dilapidé quotidiennement dans cet entretien pour gagner une cause ou des sommes d'argent qu'ils estiment dues. Le stress devient tellement intense qu'ils vivent d'autres malaises et maladies qui n'ont pas de lien direct avec l'accident proprement dit. Ils ne réalisent pas qu'une grande partie de leurs maux provient de leur incapacité, non pas à se résigner, mais à renoncer. Parfois, mieux vaut renoncer même à ce que l'on considère comme dû, tourner la page et recommencer ailleurs ou différemment, se refaire une nouvelle vie que l'on choisit et non pas qu'on se fait imposer.

D'ailleurs, je crois que l'une des causes du stress chronique dans nos sociétés de consommation est notre rapport à l'argent. La peur de manquer d'argent ou de perdre de l'argent est omniprésente, autant chez la personne ayant beaucoup d'argent que chez celle qui en a très peu. Ce qui conduit au stress le plus souvent n'est pas le fait que les gens en manquent, mais cette peur d'en manquer et cette difficulté d'envisager un nouveau départ possible.

Il m'est arrivé à quelques occasions de suggérer à des gens de quitter la situation qui leur causait du tort et de recommencer. Je les revoyais quelques années après, épanouis et en santé, se disant tellement heureux d'avoir fait ce choix de tout quitter pour se consacrer à un nouveau projet de vie qu'ils aimaient. Leur seul chagrin était d'avoir attendu trop longtemps pour se permettre ce changement qui leur procurait maintenant tant de bonheur. Ce scénario est tout à fait identique à ces couples malheureux et résignés qui n'osent se quitter de peur de manquer de ressources, de se retrouver seuls et d'affronter le changement pourtant souvent plus enrichissant et créatif.

LA PEUR DE LA MALADIE

Bien que le cancer soit la première cause de mortalité, la peur du cancer peut devenir une angoisse mortelle qui nous infecte au plus haut niveau. De par le stress que la peur nous inflige, notre système immunitaire s'affaiblit et nous devenons une proie facile pour la maladie.

Si une maladie se déclare, nous ne pouvons la nier puisqu'elle est déjà là. Nous pouvons tenter de comprendre les causes de son apparition et nous mettre en action en utilisant les moyens que les différentes médecines nous offrent à l'heure actuelle. Trop souvent, les êtres tombent sous le joug de la fatalité et de la peur, et s'y abandonnent.

Mais, à l'inverse, combien de gens ayant affronté des maladies graves et, les ayant surmontées, affirment que ces expériences les ont amenés à un sentiment de plénitude qu'ils n'avaient jamais connu auparavant? Il est remarquable de voir les enfants aux prises avec une maladie grave. Leur absence de peur et d'anticipation, leur façon de prendre la vie au jour le jour et leur optimisme leur donnent un courage indéfectible qui nous émeut et qui nous sert d'exemple.

Vivre l'instant présent, tenter de comprendre toutes les circonstances de la vie qui se présentent à nous deviennent des défis à relever, des occasions de déployer toutes les ressources et toutes les facettes de l'être unique que nous sommes.

LA PEUR DE LA MORT

La peur de la mort est universelle et se manifeste de façon encore plus vive chez les personnes âgées. Un pas de plus et c'est... le néant? L'anéantissement de la personne? Une autre vie, mais laquelle? Un nouveau monde dans l'au-delà? Un autre monde tellement plus agréable que le nôtre? Un monde où la souffrance n'existe plus? Pour la grande majorité des gens âgés, c'est l'incertitude et la peur inconsciente de disparaître qui les insécurisent consciemment ou inconsciemment. Dans le cabinet règne alors un malaise non dit de part et d'autre. Ni le patient ni le médecin ne veulent aborder la question de la mort.

Chacun est confronté à l'angoisse existentielle de se savoir mortel et chacun est appelé à réfléchir personnellement sur cette question de la mort. Réfléchir sur ce mystère, c'est aussi réfléchir sur la vie elle-même, et c'est ce qui fait notre grandeur. Cette réflexion n'est pas l'apanage et le monopole de la philosophie ni de la religion; elle est présente autant dans le cabinet du médecin qu'à la maison. La mort est l'aboutissement de la vie et c'est ce qui lui donne un véritable sens, d'où l'importance de s'y pencher et de prendre le temps de s'y intéresser, peu importe notre âge.

Plusieurs d'entre nous considèrent encore la mort comme une grande terreur, un désastre, voire l'ultime dissolution de notre être. Le docteur Eben Alexander, neurochirurgien à Harvard, nous en propose une tout autre vision : serait-elle plutôt la grande aventure, la suprême évasion vers un monde supérieur, libéré des contraintes de notre corps?

Le docteur Alexander est un spécialiste en neuroendocrinologie, soit l'étude des interactions entre la neurologie et l'endocrinologie. Il étudiait le cerveau sous toutes ses coutures et il se questionnait sans cesse sur cet organe qu'il qualifiait d'outil extraordinaire. Mais aucune des expérimentations qu'il avait effectuées ne l'aura mené aussi loin que l'expérience extraordinaire qu'il a vécue en novembre 2008. Alors âgé de 54 ans, il fut frappé d'une méningite bactérienne sévère et rarissime, qui le plongea dans un coma profond pendant sept jours[1, 2]. Toute la surface de son cerveau, le néocortex, était complètement détruite, ne laissant aucune chance à la moindre conscience cérébrale, selon l'opinion de ses confrères, qui n'entrevoyaient aucune forme de rémission. Il était complètement éteint au sens médical du terme. C'était comme si la bactérie avait fermé le commutateur de son cerveau ; c'est du moins ce qu'on pensait...

Il raconte qu'il fut projeté dans une dimension totalement inconnue et complètement indépendante de son cerveau. Ce jour-là, il a réalisé que la mort du corps et du cerveau n'était pas la mort de la conscience. Il a compris que sa vie continuait et tout ce qu'il voyait était d'une réalité encore plus grande que celle qu'il avait toujours connue. Cette mort cérébrale lui a fait vivre une existence grandiose et pleine de significations jusqu'alors insoupçonnées.

Complètement rétabli alors que la médecine l'avait cru irrécupérable, il prit comme défi d'apporter un message au monde : «Nous sommes immortels, notre conscience n'est ni contenue ni limitée par notre cerveau. La mort n'est pas la fin et l'amour est la plus grande force de l'univers.» De la part de ce scientifique, cette affirmation tout à fait étonnante nous amène à nous questionner sur ce qui nous attend tous un jour et sur l'omniprésence de cette force d'amour dans l'univers, telle que la décrit le docteur Alexander.

Le docteur Raymond Moody, diplômé en philosophie et en psychologie ainsi que docteur en médecine, a fait de nombreuses recherches sur ces cas que nous nommons les expériences de mort imminente, ces moments que les gens vivent avant, pendant ou après une réanimation cardio-respiratoire, faite en milieu hospitalier pour la plupart[3-5]. Il a tenté d'établir la crédibilité scientifique des propos recueillis chez les gens qui se sont retrouvés face à la mort. Il a cerné des éléments communs aux témoignages, par exemple des sentiments d'amour, de paix et de calme.

Personnellement, j'ai eu la chance de rencontrer il y a quelques années Dannion Brinkley, un Américain ayant vécu trois expériences de mort imminente ! Trois fois, il fut électrocuté, et trois fois il fut réanimé avec succès. Selon le docteur Moody, le cas de Dannion Brinkley est intéressant du fait qu'il a subi un arrêt cardiorespiratoire à trois reprises. Après une longue réanimation, alors que son cœur s'était remis à battre, Dannion Brinkley demeura dans le coma plusieurs jours, pendant lesquels il fut imprégné d'un sentiment de paix et d'amour qui le transformèrent complètement, tout comme le docteur Alexander.

Je n'ai jamais rencontré quelqu'un d'aussi vivant, amoureux de la vie, ouvert aux autres et confiant devant la mort. De voir ce gaillard vigoureux, ayant connu la mort et la paralysie qui a suivi pendant des mois, donner une conférence animée, gesticulant et riant sans cesse, était très rassurant. Il nous a amenés à apprivoiser cette idée de la mort comme une grande transition inévitable et nous a décrit la beauté de cet autre monde qu'il avait perçu. Dannion Brinkley a d'ailleurs reçu plusieurs récompenses pour son travail auprès des gens en fin de vie.

Lors de notre rencontre, et après qu'il m'eut fait une accolade digne d'une caresse d'ours, j'ai eu la chance de lui poser la question suivante : « Alors que vous étiez dans le coma de *l'autre côté*, comment vous sentiez-vous ? Aviez-vous de la peine de vous voir ailleurs ? Aviez-vous de la peine de voir des proches atterrés par votre départ ? » Ma question semblait l'avoir surpris quelque peu. Il m'a regardé, pensif, et m'a dit : « Je n'avais pas de regret ou de peine de l'autre côté, j'étais complètement bien, je ne voulais pas revenir ici sur terre. Ma seule souffrance, si je peux m'exprimer ainsi, c'était de voir mes proches pleurer sur mon destin. Je ne comprenais pas qu'ils puissent pleurer, alors que j'étais tellement bien dans ce monde fascinant et où j'apprenais tellement, je n'avais pas de place pour la tristesse ou les émotions de ce genre, et j'aurais aimé qu'ils soient heureux de mon départ pour ce voyage là-haut. »

Cette affirmation m'a porté beaucoup à réfléchir et a enrichi ma façon d'entrevoir la mort et le départ des êtres qui nous sont chers. Nous avons encore tout à apprendre sur la mort, mais nous avons parfois trop peur pour aller à la recherche de ces réponses.

Un jeune homme dans la vingtaine me consulte pour un bilan de santé. Il se sent très mal et a peur d'être atteint d'un cancer ou d'une autre maladie grave bien qu'aucun symptôme n'indique un tel état. Des amis l'ont dirigé vers mon cabinet en lui disant que je pourrais probablement l'aider. Il a rencontré déjà plusieurs médecins auparavant et on lui a prescrit des antidépresseurs qu'il prend assidûment.

Le questionnaire et l'examen physique me montrent qu'il est en excellente forme. Je réalise que sa raison première de consultation n'est pas, comme il le laisse entrevoir, d'obtenir un autre bilan pour se rassurer. Pourquoi ce jeune homme est-il donc dans mon cabinet ? Quel est son véritable motif, quel est son malaise inavoué ? Après lui avoir dit que tout était normal sur le plan de sa santé physique, je le regarde calmement et lui demande : « Depuis quand ressens-tu ce malaise ? » Il déclare que ça fait déjà un an.

« Que s'est-il passé dans ta vie de très important il y a un an ?

— J'ai perdu mon père, il est décédé à la suite d'un long cancer qui a duré trois ans.

— Qu'est-ce que tu ressens depuis ? As-tu peur de quelque chose ? »

Il m'avoue alors que la mort lui fait terriblement peur, qu'il a toujours eu de bonnes relations avec son père, mais qu'il ne sait rien de la mort. Il veut en savoir davantage et surtout sur la destinée de son père.

Je rassemble mes idées sur la mort à partir des différentes lectures que j'ai faites à ce sujet. Je lui réponds que nous allons tous mourir un jour et que je ne connais personne qui a survécu à la mort. C'est un phénomène naturel tout autant que la vie.

« Ton père est actuellement soulagé de ses souffrances physiques et psychologiques. Il n'a plus ce corps qui l'a fait souffrir si péniblement. Si nous pouvions l'entendre, je crois qu'il nous dirait que tout va bien pour lui, qu'il est entouré d'êtres aimants, qu'il pense à toi, qu'il t'aime et que sa grande joie serait que tu cesses de t'inquiéter pour lui, car lui s'inquiète davantage pour toi quand tu t'attristes de sa disparition. »

Alors que je lui parle ainsi, je vois de plus en plus ses yeux s'allumer et tout son visage devenir détendu et rassuré. Il se lève brusquement de sa chaise et s'approche pour me tendre une main solide et généreuse tout en me remerciant sincèrement. Il quitte le bureau en souriant, car il a enfin trouvé la source de son malaise et le remède à son tourment.

Nous devons nous occuper de la mort avant que la mort ne s'occupe de nous. L'auteur Bernard Baudouin[6] disait : « Nos sociétés occidentales sont malades par le fait qu'elles ont exorcisé la mort. » De fait, notre société véhicule une représentation très négative de la vieillesse, alors que la jeunesse scintille sous nos yeux au moyen d'images publicitaires présentant le couple parfait, le sportif accompli, l'enfant adorable, la jeune femme séduisante.

Les sagesses orientales n'occultent pas la mort. Chez les peuples de l'Orient, l'âge avancé et la mort revêtent encore toute leur dignité et transmettent des valeurs enrichissantes pour notre vie. Chez les bouddhistes, la mort est reconnue comme faisant partie de la vie. Même avec les jeunes, on aborde la question de la mort et de l'impermanence de la vie. Chez les peuples amérindiens, on porte parfois en tatouage des signes de la mort comme l'oiseau prêt à s'envoler, seulement de passage sur cette terre.

Heureusement, le tabou autour de ce sujet semble s'atténuer en Occident grâce à des débats publics sur les soins palliatifs, l'euthanasie, la vieillesse. La mort fait aussi maintenant l'objet de discussions dans les centres hospitaliers, les lieux de résidence pour personnes en fin de vie ou même dans les foyers pour personnes âgées. On note même un regain d'intérêt pour les questions philosophiques entourant la vie et la mort. Cette quête sur le sens de la mort permet de diminuer notre stress pour mieux vivre le temps qu'il nous reste et même développer une certaine sagesse qui nous incitera à faire un meilleur usage de notre temps. Philosopher sur la mort, c'est en quelque sorte jouir plus intensément de la vie tout en s'affranchissant de la peur de cette grande inconnue, sur laquelle nous n'avons que peu de contrôle.

À 32 ans, Mélanie a toujours joui d'une bonne santé. Épouse dynamique et mère de deux enfants, elle s'est toujours considérée comme heureuse dans la vie. Je connais bien plusieurs membres de sa famille dont je fais le suivi régulièrement. Elle me consulte pour un examen de routine et un problème de fatigue chronique. Je suis surpris d'apprendre qu'elle prend des antidépresseurs depuis près d'un an. Pourtant, la fatigue, les troubles de concentration, les idées sombres et les troubles du sommeil persistent bien que la médication ait été réajustée il y a trois mois. Depuis un an, elle a perdu une dizaine de livres et elle semble avoir vieilli depuis sa dernière visite, qui remonte à 18 mois. Elle a consulté un psychologue, mais elle rapporte que cela ne l'a pas vraiment aidée et qu'elle a cessé ses rendez-vous après trois séances.

Quand je lui demande pourquoi elle est déprimée et fatiguée, elle répond qu'elle ne le sait pas. Elle est devenue déprimée graduellement et c'est tout, me répond-elle. Elle me dit également que tout va bien dans sa vie, avec son mari et ses enfants. Elle avait commencé un travail intéressant, mais a dû le quitter, faute d'énergie... Je lui demande de réfléchir à ce qui s'est passé depuis les deux dernières années. À ses dires, peu de choses ; il y a eu le décès de son père il y a deux ans, mais c'est peu important, selon elle, car elle avait décidé de l'écarter de son chemin. « C'était un grand alcoolique irresponsable et je ne crois pas qu'il vaille la peine de parler de lui. »

J'insiste. Elle finit par me raconter calmement quel genre d'homme était son père. Je n'avais jamais eu la chance de rencontrer le père de Mélanie. C'était un homme discipliné (trop) et très aimé dans son milieu de travail, me dit-elle. Il occupait un poste de haute direction, mais malheureusement, l'alcool a fini par le détruire. « Et il nous a détruits, surtout ma mère et moi. Elle a toujours été trop bonne pour lui, elle l'a toujours protégé et moi je devais aussi le protéger à ma façon. Elle me demandait d'aller le chercher à la taverne du coin, en revenant de l'école. Tous les soirs, je faisais le sale boulot d'aller dire à mon père qu'il était temps de rentrer à la maison. »

Je sentais la colère qui envahissait Mélanie. Je lui demandai si son père avait toujours été bon pour elle. Elle me dit que oui et elle fondit en larmes. « C'était un grand alcoolique, mais aussi un grand sensible et il a toujours été bon pour nous tous. Nous n'avons jamais manqué de rien. Nous aurions aimé le voir plus souvent sobre. Il avait un caractère fort et discipliné et on raconte que je lui ressemblais à certains niveaux. Il est décédé et je ne suis pas allée le voir à l'hôpital, ni lors de l'enterrement. » Mélanie poursuit, malgré les larmes qui coulent sur son visage. « Et ce qui m'attriste le plus, avoue-t-elle avec des sanglots dans la voix, c'est que je n'ai pu le voir et lui dire combien je l'aimais... » Après quelques instants, elle reprend son souffle et me dit : « C'est maintenant trop tard. » Elle réalise graduellement que sa fatigue et sa dépression ont débuté quelques mois après le décès de son père et il est maintenant évident que ce qu'elle vit depuis plus de 10 mois est en lien avec le non-dit qui est resté entre son père et elle.

Je lui propose une technique de visualisation créatrice que nous employons parfois en médecine et en psychologie. La visualisation créatrice n'a rien du charlatanisme ou de la pensée magique ; elle est une ressource au fond de chacun de nous qui nous aide à obtenir des résultats concrets. J'explique à Mélanie qu'elle aura probablement de meilleurs résultats si elle peut voir la situation clairement et parler avec son cœur d'enfant, délaissant un passé difficile qui n'a plus sa place. « Tu pourrais imaginer ton père alors que tu lui parles, que tu lui demandes pardon et que tu lui dis combien tu l'aimes. Visualise cela avec intensité et une volonté ferme d'y parvenir, comme si cela faisait partie de ta nouvelle réalité. » Je lui dis de poursuivre la médication qu'elle prenait depuis longtemps et que le seul médicament que je lui ajouterai sera cet exercice d'imagerie mentale et si possible de le faire dans cette taverne si elle existe encore ! Elle est un peu perplexe quant à la réussite d'une telle entreprise, mais elle me dit qu'elle fera tout pour pouvoir faire la paix avec son père.

Mélanie revient trois semaines plus tard. Elle a changé, je retrouve la femme dynamique, épanouie et souriante que je connais. Elle déclare qu'elle a même diminué sa médication, avec l'accord du médecin qui la lui a prescrite, en vue de la cesser complètement dans les prochaines semaines. Que s'est-il passé, pourquoi cette transformation subite ? Elle me raconte qu'aussitôt sortie de mon bureau, il y a trois semaines, elle s'est dirigée vers la fameuse taverne où son père passait ses fins de journée. Quand elle entra, elle eut un choc, c'était comme il y a 20 ans. Les mêmes meubles, la même disposition... Elle alla s'installer à la table où son père avait coutume de s'asseoir. Elle décida même de prendre un verre de bière en son honneur et lui parla (évidemment intérieurement). Elle lui demanda pardon et lui témoigna son amour. Après une quinzaine de minutes, elle quitta la taverne. Elle réalisa que peu de choses s'étaient passées véritablement ; elle était néanmoins satisfaite et se disait que si nécessaire elle reviendrait le saluer dans les prochains jours...

Le soir, elle alla se coucher comme d'habitude, oubliant ce qu'elle avait fait durant cette journée. Pendant la nuit, elle sentit qu'une main frôlait son épaule et son visage ; cette sensation s'accompagnait de l'odeur d'un parfum qu'elle avait souvent aimé alors qu'elle était adolescente, mais surtout d'une voix lointaine qui lui a chuchoté : « Je t'aime. » Cette caresse l'avait éveillée subitement et elle se sentait comblée de joie. Elle ne vit personne, mais elle avait la conviction que c'était son père qui était venu la voir et l'assurer de son amour. Peut-être que son père avait emporté, dans cette caresse, sa dépression, comme un dernier cadeau qu'il lui offrait.

Mélanie revint me voir 10 mois plus tard. Elle avait de nouveau perdu sa vitalité et sa joie de vivre. Lasse, elle avait cessé son travail. Elle prenait de nouveau des antidépresseurs. Elle me regarda et me dit : « Je ne crois plus à ces histoires, tout cela n'est que de l'imagination pure et simple. Mon père est mort et je ne pourrai jamais me pardonner de l'avoir laissé partir sans l'avoir vu une dernière fois. Mon médecin m'a dit que tout cela n'était que des balivernes, que ça n'existait que dans ma tête. » Sa sœur abondait d'ailleurs dans le même sens. Mélanie nageait dans la culpabilité de nouveau depuis les deux derniers mois. Son remords l'emportait sur la merveilleuse aventure qu'elle avait eu la chance de vivre avec son père décédé.

La culpabilité de Mélanie a-t-elle plus de réalité que ce qu'elle a vécu 10 mois auparavant ? Doit-elle vivre encore des années de souffrance inutile ou simplement accepter ce qui est là maintenant ? Il m'a fallu deux rencontres de plus pour qu'elle reconnaisse ce qu'elle avait vécu et faire disparaître son sentiment de culpabilité.

Comment voulons-nous envisager le départ des êtres qui nous sont chers : dans la tristesse, la culpabilité et l'amertume ou en adoptant une attitude de confiance et de sérénité ? Je le répète, nos pensées créent en partie notre réalité. Il ne tient qu'à nous de cultiver les croyances qui seront les plus bénéfiques à notre santé physique et psychologique. L'idée n'est pas de se créer un monde de fantaisies, dissocié de la réalité, mais bien d'ouvrir notre esprit à tous les possibles et d'accepter bien humblement que nous n'avons pas toutes les réponses.

Récemment, j'écoutais à la télévision des spécialistes débattre sur la façon de donner les soins en fin de vie. Ils discutaient de l'attitude face à la mort et des actions à entreprendre dans ces moments cruciaux. Mais comment arriver à des solutions et à des objectifs concrets si nous n'avons jamais défini la mort elle-même et ses attributs ? Déjà, nous pouvons penser que s'identifier au corps est probablement la plus grande illusion que nous entretenons, car c'est s'identifier à la matière seulement et nous sommes tellement plus que cela.

La mort est la plus grande certitude, la seule chose dont nous soyons certains dès les premières minutes de notre naissance. Alors pourquoi ne pas s'inspirer de la mentalité bouddhiste et vivre chaque moment présent en appréciant tout ce qui nous entoure comme si c'était le dernier moment? Dans le moment présent, il n'y a plus de place pour la peur ni la culpabilité, car ni le passé ni le futur n'existent. Vivre dans le moment présent, c'est accepter ce qui est et faire confiance à ce qui sera. C'est se mettre dans les meilleures dispositions possibles pour cultiver la santé.

LA PEUR DE SOUFFRIR

Si la peur de mourir est présente chez bien des gens, la peur de souffrir l'est probablement davantage, car la souffrance nous semble beaucoup plus près de nous qu'une mort éventuelle. Qui n'a pas entendu dire : « Je peux mourir, mais je ne veux surtout pas souffrir ! » Mourir dans l'agonie est certainement source d'inquiétude et de peur pour la plupart d'entre nous. Mais on ne peut nier la souffrance, car nous l'avons déjà expérimentée maintes et maintes fois au cours de notre vie.

Et d'ailleurs, qu'est-ce que la souffrance? Souvent, la souffrance réfère davantage à un état mental alors que la douleur est vécue physiquement. Selon son intensité, sa durée et sa fréquence, la douleur peut cependant devenir insupportable et se transformer en souffrance. La médication et le soutien psychologique sont là pour nous aider à traverser ces moments difficiles. Mais en parallèle de cela, tenter de cerner le pourquoi de cette souffrance est incontournable.

La peur de souffrir est souvent pire que la souffrance elle-même. La souffrance peut être temporaire, mais la peur est toujours là, nous poursuivant, nous imposant ses restrictions et nous paralysant. Lorsque nous ne souffrons pas, notre peur tient lieu de souffrance.

La vie est souffrance, disait le bouddha. On n'a qu'à remarquer que la naissance génère de la souffrance tout comme la mort. Entre les deux, plusieurs événements de la vie sont source de souffrance : être malade, être séparé de ceux que l'on aime, être en conflit, demander à la vie ce qu'elle ne peut nous donner... tout cela est souffrant. Nous devons apprivoiser la souffrance et tenter de la comprendre pour nous libérer de notre peur.

Personne ne peut éviter une certaine souffrance au cours de sa vie. Poursuivre une carrière, obtenir un diplôme, une médaille nécessitent beaucoup d'efforts qui représentent des difficultés. L'effort de rester en forme, de faire de l'exercice, ne se fait pas sans douleur ni souffrance. Plaisir et peine sont en quelque sorte les deux côtés de la même médaille.

Cette vision de la souffrance peut paraître fataliste, mais elle est en réalité optimiste puisqu'on peut apprendre à s'en libérer. Il faut, pour cela, pratiquer le détachement, c'est-à-dire s'alléger de tout ce qui compose notre vie. Il faut réaliser que tout ici bas nous est prêté et un jour, tout nous sera retiré. Et même si cela se produit de façon graduelle, nous en souffrirons si nous n'acceptons pas la réalité de la vie qui nous est offerte et dans laquelle rien n'est acquis.

Il faut dire oui à la vie, inconditionnellement, et oui à ce qui se présente. La vie peut parfois nous secouer très fort au point que l'on peut se sentir au bord du gouffre, mais à l'opposé elle peut devenir un défi à relever. La plupart de nos souffrances nous mènent à des prises de conscience ; elles tissent notre chemin vers une plus grande maturité et elles nous permettent d'évoluer.

CONCLUSION

Tout au long de ce livre, nous avons exploré une parcelle des interactions infinies qui affectent notre corps, nos pensées et par conséquent notre santé physique et mentale. Notre cerveau, nos glandes, notre environnement, notre alimentation, nos facteurs de stress, nos émotions, nos peurs, nos croyances… tout doit être pris en compte, rien n'est à rejeter, tout est à observer pour en arriver à mieux nous connaître.

À la lecture de certains passages, il vous est sûrement arrivé de confirmer certaines des intuitions que vous aviez ou de valider des comportements que vous avez déjà mis en place pour favoriser votre santé. Il est étonnant de réaliser à quel point nous savons des choses qui peuvent nous être bénéfiques, et comment nous en faisons usage sans que la science ait tranché sur la validité de ce que nous faisons.

Dans cet esprit, je suis d'avis que les médecins de demain devront avoir l'esprit ouvert et être prêts à adopter ce qui est nouveau ou inhabituel, mais validé professionnellement. Toute la notion de la validation scientifique devra être revisitée, car nous sommes arrivés à l'autre bout du spectre : nous attendons que la science nous dise quoi manger ou quoi faire dans telle ou telle situation. C'est comme si nous avions perdu notre propre sens des valeurs, notre propre logique et surtout notre propre expérience. De plus, toutes les recherches scientifiques qui nous arrivent de partout ne détiennent pas forcément la vérité. Bien souvent, d'autres études compilées des années après invalident les prémisses des études et recherches antérieures. L'interprétation de ces données est souvent très délicate et il est facile de tirer des conclusions hâtives, et parfois fausses, relativement à des sujets dont les paramètres ne sont pas tous inscrits ou retenus.

La pharmaceutique ne reconnaît la valeur scientifique d'un produit qu'au coût de plusieurs centaines de millions de dollars et en se basant sur les résultats obtenus auprès de milliers d'individus. Pourtant, ce que nous considérons comme «basé sur la science» est avant tout ce qui est prévisible et reconduit toujours avec les mêmes résultats, en utilisant les mêmes paramètres. Toute bonne science est celle qui agit efficacement tout en étant sécuritaire. Toute bonne médecine devrait se baser sur des preuves scientifiques reconnues avec une utilisation consciente, explicite et judicieuse de produits sécuritaires dans le but de soigner un individu.

Même la notion de brevet pharmaceutique serait à redéfinir, car elle stipule que tout médicament, pour être brevetable, doit être créé artificiellement, donc qu'il doit être synthétique. Cela revient à dire que tout médicament est une substance chimique inconnue du corps humain et que ce dernier doit recourir à une conversion biochimique pour tenter de l'éliminer, générant ainsi des produits de dégradation, des métabolites souvent toxiques. Pourtant, dans la nature, il y a une infinité de produits et de molécules que la science pourrait étudier pour apporter un mieux-être à l'homme. D'ailleurs, des médicaments bien connus ont été tirés du règne végétal ; on n'a qu'à penser à l'aspirine (écorce d'arbres) ou au bon vieux valium (valériane), ou même à la digitale, comme nous l'avons vu au chapitre 3.

Les médicaments prennent de plus en plus de place dans l'arsenal thérapeutique médical, alors que les plantes sont mises de côté. Mais nulle part on n'enseigne l'art de prescrire un médicament! Pourtant, ce n'est pas un acte bénin. Une prescription justifiée au départ, mais qui se perpétue pendant des années pourrait-elle mettre en danger la santé de l'individu qu'on veut soigner? La question se pose sérieusement. Il y a de plus en plus de maladies médicamenteuses et l'Organisation mondiale de la santé elle-même demande une pharmacovigilance accrue et souhaite la création d'organisme indépendant en prévention, diagnostic et signalement des effets secondaires indésirables et nombreux.

Il arrive que des patients me pressent de leur prescrire un nouveau médicament dont ils ont entendu parler, pensant que ce dernier sera plus efficace. Les nouveautés pharmaceutiques sont présentées rapidement au public sans faire l'objet d'études de la part d'entreprises indépendantes, et le médecin est sommé de prescrire un produit sans en connaître la teneur véritable, en se fiant uniquement aux propos d'un vendeur bien intentionné. Je suis certain que si nous connaissions davantage les pour et les contre, l'usage de médicaments serait restreint, plus judicieux, et le patient ne s'en porterait que mieux. Mais voilà que le médecin risque de souffrir d'un manque de munitions thérapeutiques. Les autres options sont trop souvent ignorées, même carrément écartées, et tout ce qui reste, c'est la prescription d'un médicament…

La plupart des médecins n'ont pas été formés pour résoudre des problèmes chroniques et complexes. Qu'on prescrive de plus en plus d'analgésiques, d'antidépresseurs, d'antiacides, etc., témoigne d'une incompréhension et d'un manque de ressources. Plusieurs médecins peuvent perdre leur passion d'exercer la médecine et les patients désenchantés se tourneront alors vers certaines thérapeutiques parallèles, parfois futiles, et risqueront de tomber sous l'emprise de fausses solutions miraculeuses.

De même, nous appartenons à une époque de spécialisation où l'on risque curieusement de se perdre dans cette infinie connaissance compartimentée. À quel moment une science débute-t-elle et une autre s'arrête-t-elle? Cela me fait penser à deux chirurgiens qui se rencontrent au terme d'une chirurgie lourde et complexe. L'un dit à l'autre: «J'étais mal à l'aise au cours de cette opération. C'était beaucoup trop juste; j'étais trop à l'étroit avec mon scalpel, quelques millimètres de plus et je sortais du cadre de ma spécialisation!»

Nous assistons actuellement à un tournant dans la médecine moderne. Le modèle préconisé depuis l'entrée en usage de la pénicilline en 1939 a atteint ses limites. Aujourd'hui, la médecine fonctionnelle, qui investigue les causes biochimiques et environnementales de la maladie, est beaucoup plus prometteuse. C'est une médecine de coopération où la prévention a une place prépondérante. Dans l'avenir, j'ai la forte conviction que la médecine énergétique gagnera en importance et nous permettra d'appréhender l'être humain autrement.

L'homme est une entité indivisible, un tout complexe dans son microcosme. Nous tentons de le définir en scrutant l'infiniment petit, mais il est un tout beaucoup plus grand que ce que nous pouvons concevoir.

Socrate avait comme devise *Nosce te ipsum*: «Homme, connais-toi toi-même.» Le jour où l'homme se connaît véritablement, de nouvelles solutions s'ouvrent à lui.

Je crois qu'il est temps que l'homme repense sa relation à lui-même, à autrui et à son environnement. La science des Anciens doit ressurgir et la question: «Qu'est-ce que l'homme?» doit revenir au premier plan. L'homme doit prendre conscience de cette nature multiple qui l'habite et transformer sa manière de vivre avec lui-même, ses semblables et la planète. Il doit assumer sa place en tant que co-créateur d'un univers sans cesse en mouvement.

J'espère avoir fait germer en vous quelques éclairs de compréhension grâce à ce livre ou du moins avoir suscité des interrogations et une envie de continuer à enquêter et à découvrir. Je vous souhaite d'entreprendre des changements concrets pour cultiver dès aujourd'hui une santé pleinement consciente.

NOTES

Préface

1. Jean-Charles Crombez, *La personne en Echo. Cheminer vers la guérison,* Montréal, Éditions de l'Homme, 2006, 224 pages.
2. Christian Boukaram, *Le pouvoir anticancer des émotions,* Montréal, Éditions de l'Homme, 2011, 176 pages.

Introduction

1. Goyal, M., et autres. «Meditation programs for psychological stress and well-being : A systematic review and meta-analysis», *JAMA Internal Medicine,* 2014, 174(3), p. 357-368.
2. Chen, K.W., et autres. «Meditative therapies for reducing anxiety : a systematic review and meta-analysis of randomized controlled trials», *Depression and Anxiety,* 2012, 29(7), p. 545-562.
3. Fox, K.C.R., et autres. «Is meditation associated with altered brain structure ? A systematic review and meta-analysis of morphometric neuroimaging in meditation practitioners», *Neuroscience & Biobehavioral Reviews,* 2014, 43(0), p. 48-73.
4. Galante, J., et autres. «Effect of Kindness-Based Meditation on Health and Well-Being : A Systematic Review and Meta-Analysis», *Journal of Consulting and Clinical Psychology,* 2014.

5. Hagins, M., et autres. «Effectiveness of Yoga for Hypertension: Systematic Review and Meta-Analysis», *Evidence-Based Complementary and Alternative Medicine*, 2013, p. 13.

6. Langhorst, J., et autres. «Efficacy and safety of meditative movement therapies in fibromyalgia syndrome: a systematic review and meta-analysis of randomized controlled trials», *Rheumatology International*, 2013, 33(1), p. 193-207.

7. Ledesma, D. et H. Kumano. «Mindfulness-based stress reduction and cancer: a meta-analysis», *Psycho-Oncology*, 2009, 18(6), p. 571-579.

8. Morgan, N., et autres. «The Effects of Mind-Body Therapies on the Immune System: Meta-Analysis», *PLoS ONE*, 2014, 9(7), p. e100903.

9. Orme-Johnson, D.W. et V.A. Barnes. «Effects of the Transcendental Meditation Technique on Trait Anxiety: A Meta-Analysis of Randomized Controlled Trials», *The Journal of Alternative and Complementary Medicine*, 2014, 20(5), p. 330-341.

10. Rainforth MV., et autres. «Stress Reduction Programs in Patients with Elevated Blood Pressure: A Systematic Review and Meta-analysis», *Current hypertension reports*, 2007, 9(6), p. 520-528.

11. Schutte, N.S. et J.M. Malouff. «A meta-analytic review of the effects of mindfulness meditation on telomerase activity», *Psychoneuroendocrinology*, 2014, 42(0), p. 45-48.

12. Sperduti, M., P. Martinelli, et P. Piolino. «A neurocognitive model of meditation based on activation likelihood estimation (ALE) meta-analysis», *Consciousness and Cognition*, 2012, 21(1), p. 269-276.

13. Fries, J.F. «Aging, Natural Death, and the Compression of Morbidity», *New England Journal of Medicine*, 1980, 303(3), p. 130-135.

Chapitre 1

1. Institute for Functional Medicine: http://www.functionalmedicine.org.

2. Rakel, D., et autres. «Perception of empathy in the therapeutic encounter: Effects on the common cold», *Patient Education and Counseling*, 2011, 85(3), p. 390-397.

3. Rakel, D.P., et autres. «Practitioner Empathy and the Duration of the Common Cold», *Family medicine*, 2009, 41(7), p. 494-501.

4. Hojat, M., et autres. «Physicians' Empathy and Clinical Outcomes for Diabetic Patients», *Academic Medicine*, 2011, 86(3), p. 359-364.

5. Stewart M., et autres. «Evidence on patient-doctor communication», *Cancer Prevention Control*, 1999, 3(1), p. 25-30.

6. McKay, K.M., Z.E. Imel et B.E. Wampold. «Psychiatrist effects in the psychopharmacological treatment of depression», *Journal of Affective Disorders*, 2006, 92(2–3), p. 287-290.

7. Adams, P. «Humour and love: the origination of clown therapy», *Postgraduate medical journal*, 2002, 78, p. 447-448.

Chapitre 2

1. Naudi, C. *Mon corps au pays des merveilles: Un merveilleux hymne à la beauté et à l'intelligence du corps*, Phidias, 2011, 475 pages.
2. McTaggart, L. *The Field: The Quest for the Secret Force of the Universe*, Element Book, 2003, 384 pages.
3. Jibu M., et autres. «Quantum optical coherence in cytoskeletal microtubules: implications for brain function», *Biosystems*, 1994, 32(3), p. 195-209.
4. Bolte TAYLOR, J. *My stroke of insight*, TED2008: http://www.ted.com/talks/jill_bolte_taylor_s_powerful_stroke_of_insight.
5. Langer, E.J. *Counterclockwise: Mindful Health and the Power of Possibility*, 2009, New York, Ballantine Books, 240 pages.
6. Rodin, J. et E. Langer. «The effect of choice and enhanced personal responsibility for the aged: A field experiment in an institutional setting», *Journal of Personality and Social Psychology*, 1976, 34(2), p. 191-198.
7. Chopra, D. *Quantum Healing: Exploring the Frontiers of Mind/Body Medicine*, Bantam New Age Books, 1990.
8. Chopra, D. *Ageless Body, Timeless Mind: The Quantum Alternative to Growing Old*, Three Rivers, 1994, 368 pages.
9. Chopra, D. *Grow Younger, Live Longer: Ten Steps to Reverse Aging*, Harmony, 2001, 304 pages.
10. Wallace, R.K. et H. Benson «The physiology of meditation», *Scientific American*, 1972.
11. Wallace, R.K., et autres. «The effects of the Transcendental Meditation and TM-Sidhi program on the aging process», *International Journal of Neuroscience*, 1982, 16(1), p. 53-58.

Chapitre 3

1. Hathcock, J.N. «Vitamins and minerals: efficacy and safety», *The American Journal of Clinical Nutrition*, 1997, 66(2), p. 427-437.
2. Macpherson, H., A. Pipingas, et M.P. Pase. «Multivitamin-multimineral supplementation and mortality: a meta-analysis of randomized controlled trials», *The American Journal of Clinical Nutrition*, 2013, 97(2), p. 437-444.
3. Willett, W.C. et M.J. Stampfer. «What Vitamins Should I Be Taking, Doctor?», *New England Journal of Medicine*, 2001, 345(25), p. 1819-1824.
4. Salganik, R.I. «The Benefits and Hazards of Antioxidants: Controlling Apoptosis and Other Protective Mechanisms in Cancer Patients and the Human Population», *Journal of the American College of Nutrition*, 2001, 20(sup5), p. 464S-472S.

5. Byers, T. et G. Perry. « Dietary Carotenes. Vitamin C, and Vitamin E as Protective Antioxidants in Human Cancers », *Annual Review of Nutrition*, 1992, 12, p. 139-159.

6. Li, J.Y. « Vitamins and minerals in cancer : The nutrition intervention trials in Linxian, China », *Médecine Biologie Environnement*, 1998, 26(2), p. 187-209.

7. Blot, W.J., et autres. « Nutrition intervention trials in Linxian, China : Supplementation with specific vitamin/mineral combinations, cancer incidence, and disease-specific mortality in the general population », *Journal of the National Cancer Institute*, 1993, 85(18), p. 1483-1492.

8. Mark, S.D., et autres. « Lowered Risks of Hypertension and Cerebrovascular Disease after Vitamin/Mineral Supplementation : The Linxian Nutrition Intervention Trial », *American Journal of Epidemiology*, 1996, 143(7), p. 658-664.

9. Houston, M.C. « Nutraceuticals, Vitamins, Antioxidants, and Minerals in the Prevention and Treatment of Hypertension », *Progress in Cardiovascular Diseases*, 2005, 47(6), p. 396-449.

10. Manuscript, A. « A Randomized, Placebo-Controlled, Clinical Trial of High-Dose Supplementation With Vitamins C and E, Beta Carotene, and Zinc for Age-Related Macular Degeneration and Vision Loss », *Archives of ophthalmology*, 2001, 119(10), p. 1417-1436.

11. Gardiner, P., C. Woods, et K. Kemper. « Dietary supplement use among health care professionals enrolled in an online curriculum on herbs and dietary supplements », *BMC Complementary and Alternative Medicine*, 2006, 6(1), p. 21.

12. Triplitt, C. « Drug Interactions of Medications Commonly Used in Diabetes », *Diabetes Spectrum*, 2006, 19(4), p. 202-211.

13. Andrès, E., E. Noel, et M.B. Abdelghani. « Vitamin B12 Deficiency Associated with Chronic Acid Suppression Therapy », *Annals of Pharmacotherapy*, 2003, 37(11), p. 1730.

14. Luhby, A.L., et autres. « Vitamin B6 metabolism in users of oral contraceptive agents. I. Abnormal urinary xanthurenic acid excretion and its correction by pyridoxine », *The American Journal of Clinical Nutrition*, 1971, 24(6), p. 684-693.

15. Lumeng, L., R.E. Cleary, et T.-K. Li. « Effect of oral contraceptives on the plasma concentration of pyridoxal phosphate », *The American Journal of Clinical Nutrition*, 1974, 27(4), p. 326-333.

16. Bossé, T.R. et E.A. Donald. « The vitamin B6 requirement in oral contraceptive users. I. Assessment by pyridoxal level and transferase activity in erythrocytes », *The American Journal of Clinical Nutrition*, 1979, 32(5), p. 1015-1023.

17. Leeton, J. « Depression Induced by Oral Contraception and the Role of Vitamin B6 in its Management », *Australian and New Zealand Journal of Psychiatry,* 1974, 8(2), p. 85-88.
18. Halsted, J. et J.C. Smith Jr. « Plasma-zinc in health and disease », *The Lancet,* 1970, 295(7642), p. 322-324.
19. Hinks, L.J., B.E. Clayton, et R.S. Lloyd. « Zinc and copper concentrations in leucocytes and erythrocytes in healthy adults and the effect of oral contraceptives », *Journal of Clinical Pathology,* 1983, 36(9), p. 1016-1021.
20. Langsjoen, P.H., et autres. « Treatment of statin adverse effects with supplemental Coenzyme Q10, and statin drug discontinuation », *BioFactors,* 2005, 25(1), p. 147-152.
21. Honma, K., et autres. « Effects of vitamin B12 on plasma melatonin rhythm in humans: Increased light sensitivity phase-advances the circadian clock? », *Experientia,* 1992, 48(8), p. 716-720.
22. Fournier, I., et autres. « Folate Deficiency Alters Melatonin Secretion in Rats », *The Journal of Nutrition,* 2002, 132(9), p. 2781-2784.
23. Champier, J., et autres. « Folate depletion changes gene expression of fatty acid metabolism, DNA synthesis, and circadian cycle in male mice », *Nutrition Research,* 2012, 32(2), p. 124-132.
24. Challet, E., et autres. « Aging-like circadian disturbances in folate-deficient mice », *Neurobiology of Aging,* 2013, 34(6), p. 1589-1598.
25. Skene, D.J. et D.F. Swaab. « Melatonin rhythmicity: effect of age and Alzheimer's disease », *Experimental Gerontology,* 2003, 38(1-2), p. 199-206.
26. Goh, Y.I. et autres. « Prenatal Multivitamin Supplementation and Rates of Pediatric Cancers: A Meta-Analysis », *Clinical Pharmacology & Therapeutics,* 2007, 81(5), p. 685-691.
27. Goh, Y.I. et G. Koren. « Prenatal supplementation with multivitamins and the incidence of pediatric cancers: Clinical and methodological considerations », *Pediatric Blood & Cancer,* 2008, 50(S2), p. 487-489.
28. Ross, J.A., et autres. « Periconceptional vitamin use and leukemia risk in children with Down syndrome », *Cancer,* 2005, 104(2), p. 405-410.
29. Low, M., et autres. « Effects of daily iron supplementation in primary-school–aged children: systematic review and meta-analysis of randomized controlled trials », *Canadian Medical Association Journal,* 2013, 185(17), p. E791-E802.
30. Konofal, E., et autres. « Effects of iron supplementation on attention deficit hyperactivity disorder in children », *Pediatric neurology,* 2008, 38, p. 20-26.
31. Mousain-Bosc, M., et autres. « Improvement of neurobehavioral disorders in children supplemented with magnesium-vitamin B6. I. Attention deficit hyperactivity disorders », *Magnesium research: official organ of the International Society for the Development of Research on Magnesium,* 2006, 19, p. 46-52.

32. Bilici, M., et autres. «Double-blind, placebo-controlled study of zinc sulfate in the treatment of attention deficit hyperactivity disorder», *Progress in Neuro-Psychopharmacology and Biological Psychiatry*, 2004, 28(1), p. 181-190.

33. Sinn, N. et J. Bryan. «Effect of supplementation with polyunsaturated fatty acids and micronutrients on learning and behavior problems associated with child ADHD», *Journal of Developmental & Behavioral Pediatrics*, 2007, 28, p. 82-91.

34. Richardson, A.J. et P. Montgomery. «The Oxford-Durham Study: A Randomized, Controlled Trial of Dietary Supplementation With Fatty Acids in Children With Developmental Coordination Disorder», *Pediatrics*, 2005, 115(5), p. 1360-1366.

35. Balion, C., et autres. «Vitamin D, cognition, and dementia: A systematic review and meta-analysis», *Neurology*, 2012, 79(13), p. 1397-1405.

36. Annweiler, C., D.J. Llewellyn, et O. Beauchet. «Low Serum Vitamin D Concentrations in Alzheimer's Disease: A Systematic Review and Meta-Analysis», *Journal of Alzheimer's Disease*, 2013, 33(3), p. 659-674.

37. Andersen, M.L. et S. Tufik. «Vitamin D as an underlying factor in sleep-related issues», *Journal of Clinical Sleep Medicine*, 2012, 8, p. 699.

38. Thacher, T.D. et B.L. Clarke. «Vitamin D Insufficiency», *Mayo Clinic Proceedings*, 2011, 86(1), p. 50-60.

39. Nimitphong, H. et M.F. Holick. «Vitamin D, neurocognitive functioning and immunocompetence», *Current Opinion in Clinical Nutrition & Metabolic Care*, 2011, 14(1), p. 7-14, 10.1097/MCO.0b013e3283414c38.

40. Cannell, J.J. «Autism and vitamin D», *Medical Hypotheses*, 2008, 70(4), p. 750-759.

41. Grant, W.B. et C.M. Soles. «Epidemiologic evidence supporting the role of maternal vitamin D deficiency as a risk factor for the development of infantile autism», *Dermato-Endocrinology*, 2009, 1(4), p. 223-228.

42. KoCovská, E., et autres. «Vitamin D and autism: Clinical review», *Research in Developmental Disabilities*, 2012, 33(5), p. 1541-1550.

43. Aloia, J.F. et M. Li-Ng. «Correspondence», *Epidemiology & Infection*, 2007, 135(07), p. 1095-1098.

44. Urashima, M., et autres. «Randomized trial of vitamin D supplementation to prevent seasonal influenza A in schoolchildren», *The American Journal of Clinical Nutrition*, 2010, 91(5), p. 1255-1260.

45. Fardellone, P., et autres. «Prevalence and biological consequences of vitamin D deficiency in elderly institutionalized subjects», *Revue du rhumatisme (English ed.)*, 1995, 62(9), p. 576-581.

46. Hamid, Z., et autres. «Vitamin D Deficiency in Residents of Academic Long-Term Care Facilities Despite Having Been Prescribed Vitamin

D », *Journal of the American Medical Directors Association*, 2007, 8(2), p. 71-75.

47. Ikeda, Y., et autres. « Intake of Fermented Soybeans, Natto, Is Associated with Reduced Bone Loss in Postmenopausal Women : Japanese Population-Based Osteoporosis (JPOS) Study », *The Journal of Nutrition*, 2006, 136(5), p. 1323-1328.

48. Kaneki, M., et autres. « Japanese fermented soybean food as the major determinant of the large geographic difference in circulating levels of vitamin K2 : possible implications for hip-fracture risk », *Nutrition*, 2001, 17(4), p. 315-321.

49. Schurgers, L.J., et autres. « Regression of warfarin-induced medial elastocalcinosis by high intake of vitamin K in rats », 109, 2007, p. 2823-2831.

50. Barnes, C., et autres. « Reduced bone density in children on long-term warfarin », *Pediatric research*, 2005, 57(4), p. 578-581.

51. Gill, H., K. Rutherfurd, et M. Cross. « Dietary probiotic supplementation enhances natural killer cell activity in the elderly : an investigation of age-related immunological changes », *Journal of clinical immunology*, 2001, 21(4), p. 264-271.

52. Robert J. Hedaya. M.D., D.F.A.P.A. Nutritional support for the methylation cycle plays a critical role, 2010 : http://www.psychologytoday.com/blog/health-matters/201011/nutrition-and-depression-nutrition-methylation-and-depression-part-2.

53. Reddy, K.S. et S. Yusuf. « Emerging Epidemic of Cardiovascular Disease in Developing Countries », *Circulation*, 1998, 97(6), p. 596-601.

54. Beaglehole, R. et D. Yach. « Globalisation and the prevention and control of non-communicable disease : the neglected chronic diseases of adults », *The Lancet*, 2003, 362(9387), p. 903-908.

55. Rappaport, S.M. « Implications of the exposome for exposure science », *Journal of Exposure Science and Environmental Epidemiology*, 2011, 21(1), p. 5-9.

56. McGinnis, J.M. et W.H. Foege. « Actual causes of death in the United States », *JAMA*, 1993, 270(18), p. 2207-2212.

57. Pageon, H., et autres. « Skin aging by glycation : lessons from the reconstructed skin model », *Clinical Chemistry and Laboratory Medicine*, 2014, 52(1), p. 169-174.

58. Nedic, O., et autres. « Molecular effects of advanced glycation end products on cell signalling pathways, ageing and pathophysiology », *Free Radical Research*, 2013, 47(S1), p. 28-38.

59. Nicholl, I. et R. Bucala. « Advanced glycation endproducts and cigarette smoking », *Cellular and molecular biology* (Noisy-le-Grand, France), 1998, 44(7), p. 1025-1033.

60. Basta, G., et autres. « At Least 2 Distinct Pathways Generating Reactive Oxygen Species Mediate Vascular Cell Adhesion Molecule-1 Induction by Advanced Glycation End Products », *Arteriosclerosis, Thrombosis, and Vascular Biology*, 2005, 25(7), p. 1401-1407.

61. Ziegler, D., et autres. « Treatment of symptomatic diabetic peripheral neuropathy with the anti-oxidant o-lipoic acid », *Diabetologia*, 1995, 38(12), p. 1425-1433.

62. Ziegler, D., et autres. « Treatment of symptomatic diabetic polyneuropathy with the antioxidant alpha-lipoic acid : a 7-month multicenter randomized controlled trial (ALADIN III Study), ALADIN III Study Group. Alpha-Lipoic Acid in Diabetic Neuropathy », *Diabetes Care,* 1999, 22(8), p. 1296-1301.

63. Maes, M., et autres. « Increased IgA and IgM responses against gut commensals in chronic depression : Further evidence for increased bacterial translocation or leaky gut », *Journal of Affective Disorders*, 2012, 141(1), p. 55-62.

64. Clayburgh, D.R., L. Shen, et J.R. Turner. « A porous defense : the leaky epithelial barrier in intestinal disease », *Laboratory investigation*, 2004, 84(3), p. 282-291.

65. Fasano, A. « Leaky Gut and Autoimmune Diseases », *Clinical Reviews in Allergy & Immunology,* 2012, 42(1), p. 71-78.

66. Saltzman, J.R., et autres. « Bacterial Overgrowth Without Clinical Hypochlorhydric Subjects », *Gastroenterology*, 1994, 106(3), p. 615-623.

67. Holt, P.R. et R.M. Russell. *Chronic gastritis and hypochlorhydria in the elderly*, CRC Press, 1993.

68. McCarthy, D.M. « Adverse effects of proton pump inhibitor drugs : clues and conclusions, Current Opinion in Gastroenterology », 2010, 26(6), p. 624-631.

69. Volta, U., et autres. « Serological Tests in Gluten Sensitivity (Nonceliac Gluten Intolerance) », *Journal of Clinical Gastroenterology*, 2012, 46(8), p. 680-685.

70. Volta, U., et autres. « An Italian prospective multicenter survey on patients suspected of having non-celiac gluten sensitivity », *BMC Medicine*, 2014, 12(1), p. 85.

71. Aziz, I., et autres. « PTU-195 The Population Prevalence of Gluten Sensitivity and the Diagnostic Yield in Secondary Gastrointestinal Care », *Gut*, 2013, 62(Suppl 1), p. A128-A129.

72. Bizzaro, N., et autres. « Cutting-Edge Issues in Celiac Disease and in Gluten Intolerance », *Clinical Reviews in Allergy & Immunology*, 2012, 42(3), p. 279-287.

73. Rubio-Tapia, A., et autres. «The Prevalence of Celiac Disease in the United States», *The American journal of gastroenterology*, 2012, 107(10), p. 1538-1544.

74. Horwitz, B.J. et R.S. Fisher. «The irritable bowel syndrome», *New England Journal of Medicine*, 2001, 344(24), p. 1846-1850.

75. Thomson, A., et autres. «REVIEW: Small Bowel Review: Normal Physiology Part 2», *Digestive diseases and sciences*, 2001, 46(12), p. 2588-2607.

76. Fletcher, G.F., et autres. «Statement on exercise: Benefits and recommendations for physical activity programs for all Americans a statement for health professionals by the committee on exercise and cardiac rehabilitation of the council on clinical cardiology, American Heart Association», *Circulation*, 1996, 94(4), p. 857-862.

77. Penedo, F.J. et J.R. Dahn. «Exercise and well-being: a review of mental and physical health benefits associated with physical activity», *Current opinion in psychiatry*, 2005, 18(2), p. 189-193.

78. Warburton, D.E., C.W. Nicol, et S.S. Bredin. «Health benefits of physical activity: the evidence», *Canadian medical association journal*, 2006, 174(6), p. 801-809.

79. Clapp Iii, J.F. «Morphometric and neurodevelopmental outcome at age five years of the offspring of women who continued to exercise regularly throughout pregnancy», *The Journal of Pediatrics*, 1996, 129(6), p. 856-863.

80. Nithianantharajah, J. et A.J. Hannan «The neurobiology of brain and cognitive reserve: Mental and physical activity as modulators of brain disorders», *Progress in Neurobiology*, 2009, 89(4), p. 369-382.

81. van Praag, H. «Exercise and the brain: something to chew on», *Trends in Neurosciences*, 2009, 32(5), p. 283-290.

82. Cotman, C.W., N.C. Berchtold, et L.-A. Christie. «Exercise builds brain health: key roles of growth factor cascades and inflammation», *Trends in Neurosciences*, 2007, 30(9), p. 464-472.

83. Krombholz, H. «Physical performance in relation to age sex social class and sports activities in kindergarten and elementary school», *Perceptual and Motor Skills*, 1997, 84(3c), p. 1168-1170.

84. Tomporowski, P.D., K. Lambourne, et M.S. Okumura. «Physical activity interventions and children's mental function: An introduction and overview», *Preventive Medicine*, 2011, 52, Supplement(0), p. S3-S9.

85. Quach, L., et autres. «The Nonlinear Relationship Between Gait Speed and Falls: The Maintenance of Balance, Independent Living, Intellect, and Zest in the Elderly of Boston Study», *Journal of the American Geriatrics Society*, 2011, 59(6), p. 1069-1073.

86. Epel, E.S., et autres. «Accelerated telomere shortening in response to life stress», *Proceedings of the National Academy of Sciences of the United States of America*, 2004, 101(49), p. 17312-17315.

87. O'Donovan, A., et autres. «Pessimism correlates with leukocyte telomere shortness and elevated interleukin-6 in post-menopausal women», *Brain, Behavior, and Immunity*, 2009, 23(4), p. 446-449.

88. Bhasin, M.K., et autres. «Relaxation response induces temporal transcriptome changes in energy metabolism, insulin secretion and inflammatory pathways», *PloS one*, 2013, 8(5), p. e62817.

89. Dusek, J.A., et autres. «Genomic counter-stress changes induced by the relaxation response», *PloS one*, 2008, 3(7), p. e2576.

90. Schutte, N.S. et J.M. Malouff. «A meta-analytic review of the effects of mindfulness meditation on telomerase activity», *Psychoneuroendocrinology*, 2014, 42, p. 45-48.

91. Mathers, J.C., G. Strathdee, et C.L. Relton. «Induction of epigenetic alterations by dietary and other environmental factors», *Advances in genetics*, 2010, 71, p. 3-39.

92. Nakamura, K.-I., et autres. «Telomeric DNA length in cerebral gray and white matter is associated with longevity in individuals aged 70 years or older», *Experimental Gerontology*, 2007, 42(10), p. 944-950.

93. Rudolph, K.L., et autres. «Longevity, Stress Response, and Cancer in Aging Telomerase-Deficient Mice», *Cell*, 1999, 96(5), p. 701-712.

94. Kaszkin-Bettag, M., et autres. «Efficacy of the special extract ERr 731 from rhapontic rhubarb for menopausal complaints: a 6-month open observational study», *Alternative therapies in health medicine*, 2008, 14(6), p. 32-38.

95. Heger, M., et autres. «Efficacy and safety of a special extract of Rheum rhaponticum (ERr 731) in perimenopausal women with climacteric complaints: a 12-week randomized, double-blind, placebo-controlled trial», *Menopause*, 2006, 13(5), p. 744-759.

96. Kaszkin-Bettag, M., et autres. «The special extract ERr 731 of the roots of Rheum rhaponticum decreases anxiety and improves health state and general well-being in perimenopausal women», *Menopause*, 2007, 14(2), p. 270-283.

97. Kaszkin-Bettag, M., B. Ventskovsky, et S. Solskyy. «Confirmation of the efficacy of ERr 731 in perimenopausal women with menopausal symptoms», Altern Ther Health Med, 2009, 15(1), p. 24-34.

98. Albertazzi, P. «Alternatives to estrogen to manage hot flashes», *Gynecological endocrinology*, 2005, 20(1), p. 13-21.

99. Wober, J., et autres. «Activation of estrogen receptor-β by a special extract of Rheum rhaponticum (ERr 731®), its aglycones and structurally related compounds», *The Journal of steroid biochemistry and molecular biology*, 2007, 107(3), p. 191-201.

Chapitre 4

1. D'Acquisto, F., L. Rattazzi, et G. Piras. «Smile — It's in your blood!», *Biochemical Pharmacology*, 2014, 91(3), p. 287-292.

2. Donzella, B., et autres. «Cortisol and vagal tone responses to competitive challenge in preschoolers: Associations with temperament», *Developmental psychobiology*, 2000, 37(4), p. 209-220.

3. Gunnar, M.R. et C.A. Nelson. «Event-related Potentials in Year-Old Infants: Relations with Emotionality and Cortisol», *Child Development*, 1994, 65(1), p. 80-94.

4. De Haan, M., M.H. Johnson, et H. Halit. «Development of face-sensitive event-related potentials during infancy: a review», *International Journal of Psychophysiology*, 2003, 51(1), p. 45-58.

5. Mattson, W.I., et autres. «Emotional expression and heart rate in high-risk infants during the face-to-face/still-face», *Infant Behavior and Development*, 2013, 36(4), p. 776-785.

6. Bazhenova, O.V., et autres. «Physiological responses of 5-month-old infants to smiling and blank faces», *International Journal of Psychophysiology*, 2007, 63(1), p. 64-76.

7. Gehjucke, J.-G. et A.J. Fridlund. «Smiling, frowning, and autonomic activity in mildly depressed and nondepressed men in response to emotional imagery of social contexts», *Perceptual and motor skills*, 2002, 94(1), p. 141-151.

8. Kraft, T.L. *The role of positive facial feedback in the stress response*, 2011: https://kuscholarworks.ku.edu/handle/1808/7903.

9. Knudsen, N., et autres. «Risk factors for goiter and thyroid nodules», *Thyroid*, 2002, 12(10), p. 879-888.

10. Kratzsch, J., et autres. «New reference intervals for thyrotropin and thyroid hormones based on National Academy of Clinical Biochemistry criteria and regular ultrasonography of the thyroid», *Clinical chemistry*, 2005, 51(8), p. 1480-1486.

11. Fatourechi, V., et autres. «Effects of reducing the upper limit of normal TSH values», *JAMA*, 2003, 290(24), p. 3195-3196.

12. Brabant, G., et autres. «Is there a need to redefine the upper normal limit of TSH?», *European Journal of Endocrinology*, 2006, 154(5), p. 633-637.

13. Schectman, J.M., et autres. «Yield of hypothyroidism in symptomatic primary care patients», *Archives of internal medicine*, 1989, 149(4), p. 861-864.

14. Cooper, G.S. et B.C. Stroehla. «The epidemiology of autoimmune diseases», *Autoimmunity Reviews*, 2003, 2(3), p. 119-125.

15. Cooper, G.S., M.L. Bynum, et E.C. Somers. «Recent insights in the epidemiology of autoimmune diseases: improved prevalence estimates and understanding of clustering of diseases», *Journal of autoimmunity*, 2009, 33(3), p. 197-207.

16. Tlaskalová-Hogenová, H., et autres. «Commensal bacteria (normal microflora), mucosal immunity and chronic inflammatory and autoimmune diseases», *Immunology Letters*, 2004, 93(2-3), p. 97-108.

17. Holick, M.F. «Sunlight and vitamin D for bone health and prevention of autoimmune diseases, cancers, and cardiovascular disease», *The American Journal of Clinical Nutrition*, 2004, 80(6), p. 1678S-1688S.

18. Weiss, S.T. et A.A. Litonjua. «Maternal diet vs lack of exposure to sunlight as the cause of the epidemic of asthma, allergies and other autoimmune diseases», *Thorax*, 2007, 62(9), p. 746-748.

19. Simopoulos, A.P. «Omega-3 fatty acids in inflammation and autoimmune diseases», *Journal of the American College of Nutrition*, 2002, 21(6), p. 495-505.

20. Norris, J.M., et autres. «Risk of celiac disease autoimmunity and timing of gluten introduction in the diet of infants at increased risk of disease», *JAMA*, 2005, 293(19), p. 2343-2351.

21. Fasano, A. «Leaky gut and autoimmune diseases», *Clinical reviews in allergy & immunology*, 2012, 42(1), p. 71-78.

22. Mittleman, M.A., et autres. «Triggering of acute myocardial infarction onset by episodes of anger», *Circulation*, 1995, 92(7), p. 1720-1725.

23. Lampert, R., et autres. «Emotional and physical precipitants of ventricular arrhythmia», *Circulation*, 2002, 106(14), p. 1800-1805.

24. Frasure-Smith, N., F. Lespérance, et M. Talajic. «Depression following myocardial infarction: impact on 6-month survival», *JAMA*, 1993, 270(15), p. 1819-1825.

25. Medalie, J.H. et U. Goldbourt. «Angina pectoris among 10,000 men: II. Psychosocial and other risk factors as evidenced by a multivariate analysis of a five year incidence study», *The American journal of medicine*, 1976, 60(6), p. 910-921.

26. Weber-Hamann, B., et autres. «Hypercortisolemic Depression Is Associated With Increased Intra-Abdominal Fat», *Psychosomatic Medicine*, 2002, 64(2), p. 274-277.

27. Misiorowski, W., P. Soszyñski, et S. Zgliczyñski. «The effect of adrenal androgen DHA-S on bone mineral density in patients with endogenous hypercortisolemia», *Osteoporosis International*, 1996, 6, p. 291-291.

28. Vogelzangs, N., et autres. «Late-Life Depression, Cortisol, and the Metabolic Syndrome», *The American Journal of Geriatric Psychiatry*, 2009, 17(8), p. 716-721.

29. Spira, A., et autres. *Les Troubles de la fertilité*, Institut national de la santé et de la recherche médicale, France, 2012.

30. Kuciñska, M. et M. Murias. «Cosmetics as source of xenoestrogens exposure», *Przeglad lekarski*, 2013, 70(8), p. 647-651.

31. Frye, C., et autres. «Endocrine Disrupters: A Review of Some Sources, Effects, and Mechanisms of Actions on Behaviour and Neuroendocrine Systems», *Journal of Neuroendocrinology*, 2012, 24(1), p. 144-159.

32. Marino, M., et autres. «Susceptibility of estrogen receptor rapid responses to xenoestrogens: Physiological outcomes», *Steroids*, 2012, 77(10), p. 910-917.

33. Fucic, A., et autres. «Environmental exposure to xenoestrogens and oestrogen related cancers: reproductive system, breast, lung, kidney, pancreas, and brain», *Environmental health*, 2012, 11: S8.

34. Gillson, George et Tracy Marsden, *You've Hit Menopause: Now What?*, Rocky Mountain Analytical Corp, 2004.

35. Baulieu, E.-E., et autres. «Dehydroepiandrosterone (DHEA), DHEA sulfate, and aging: contribution of the DHEAge Study to a sociobiomedical issue», *Proceedings of the National Academy of Sciences*, 2000, 97(8), p. 4279-4284.

36. Hämäläinen, E., et autres. «Diet and serum sex hormones in healthy men», *Journal of steroid biochemistry*, 1984, 20(1), p. 459-464.

37. Hämäläinen, E., et autres. «Decrease of serum total and free testosterone during a low-fat high-fibre diet», *Journal of steroid biochemistry*, 1983, 18(3), p. 369-370.

38. Dorgan, J.F., et autres. «Effects of dietary fat and fiber on plasma and urine androgens and estrogens in men: a controlled feeding study», *The American Journal of Clinical Nutrition*, 1996, 64(6), p. 850-855.

39. Hunt, C.D., et autres. «Effects of dietary zinc depletion on seminal volume and zinc loss, serum testosterone concentrations, and sperm morphology in young men», *The American Journal of Clinical Nutrition*, 1992, 56(1), p. 148-157.

40. Netter, A., K. Nahoul, et R. Hartoma. «Effect of zinc administration on plasma testosterone, dihydrotestosterone, and sperm count», *Systems Biology in Reproductive Medicine*, 1981, 7(1), p. 69-73.

41. Kilic, M. «Effect of fatiguing bicycle exercise on thyroid hormone and testosterone levels in sedentary males supplemented with oral zinc», *Neuro endocrinology letters*, 2007, 28(5), p. 681-685.

42. Sharp, C.P. et D.R. Pearson. «Amino acid supplements and recovery from high-intensity resistance training», *The Journal of Strength & Conditioning Research*, 2010, 24(4), p. 1125-1130.

43. Pilz, S., et autres. «Effect of vitamin D supplementation on testosterone levels in men», *Hormone and Metabolic Research*, 2011, 43(03), p. 223-225.

Chapitre 5

1. Baumgartner, H. «Remembrance of Things Past: Music, Autobiographical Memory, and Emotion», *NA - Advances in Consumer Research*, 1992, 19, p. 613-620.

2. Jäncke, L. «Music, memory and emotion», *Journal of Biology*, 2008, 7(21).

3. Krout, R.E. «Music listening to facilitate relaxation and promote wellness: Integrated aspects of our neurophysiological responses to music», *The Arts in Psychotherapy*, 2007, 34(2), p. 134-141.

4. Batt-Rawden, K.B. «The benefits of self-selected music on health and well-being», *The Arts in Psychotherapy*, 2010, 37(4), p. 301-310.

5. Gouk, P. *Musical healing in cultural contexts*, Ashgate Pub Limited, 2000.

6. Trevarthen, C. «How music heals. Clinical applications of music therapy in developmental disability», *Child: care, health and development*, 1999, p. 201-223.

7. Ruud, E. «Music: A salutogenic way to health promotion. Urbanization and Health. New challenges to Health Promotion and Prevention», *Oslo: Academic Press*, UniPub, 2005.

8. Ruud, E. «Music Therapy - History and Cultural Contexts», *Voices: A World Forum for Music Therapy*, 1(3), 2001.

9. Khalfa, S., et autres. «Effects of Relaxing Music on Salivary Cortisol Level after Psychological Stress», *Annals of the New York Academy of Sciences*, 2003, 999(1), p. 374-376.

10. «Le cerveau mélomane», *Cerveau et Psycho,* novembre 2010.

11. Rosenkranz, K., A. Williamon, et J.C. Rothwell. «Motorcortical Excitability and Synaptic Plasticity Is Enhanced in Professional Musicians», *The Journal of Neuroscience*, 2007, 27(19), p. 5200-5206.

12. Chan, A.S., Y.-C. Ho, et M.-C. Cheung. «Music training improves verbal memory», *Nature*, 1998, 396(6707), p. 128-128.

13. «La musique qui soigne», *Cerveau et Psycho*, n° 63, juin 2014.

14. Geretsegger, M., et autres. «Music therapy for people with autism spectrum disorder», Cochrane Database of Systematic Reviews, 2014(6).

15. Wigram, T. et C. Gold. «Music therapy in the assessment and treatment of autistic spectrum disorder: clinical application and research evidence», *Child Care, Health and Development*, 2006, 32(5), p. 535-542.

16. Kim, J., T. Wigram, et C. Gold. «The Effects of Improvisational Music Therapy on Joint Attention Behaviors in Autistic Children: A Randomized Controlled Study», *Journal of Autism and Developmental Disorders*, 2008, 38(9), p. 1758-1766.

17. Savarimuthu, D. et T. Bunnell. «The effects of music on clients with learning disabilities: a literature review», *Complementary Therapies in Nursing and Midwifery*, 2002, 8(3), p. 160-165.

18. Cuddy, L.L. et J. Duffin «Music, memory, and Alzheimer's disease: is music recognition spared in dementia, and how can it be assessed?», *Medical Hypotheses*, 2005, 64(2), p. 229-235.

19. Baur, B., et autres. « Music memory provides access to verbal knowledge in a patient with global amnesia », *Neurocase*, 2000, 6(5), p. 415-421.

20. Simmons-Stern, N.R., A.E. Budson, et B.A. Ally. « Music as a memory enhancer in patients with Alzheimer's disease », *Neuropsychologia*, 2010, 48(10), p. 3164-3167.

21. Sambandham, M. et V. Schirm. « Music as a nursing intervention for residents with Alzheimer's Disease in long-term care : Music may be a memory trigger for patients with Alzheimer's and provide a means of communication », *Geriatric Nursing*, 1995, 16(2), p. 79-83.

22. Stevens, K. « Patients' perceptions of music during surgery », *Journal of Advanced Nursing*, 1990,15(9), p. 1045-1051.

23. Moris, D.N. et D. Linos. « Music meets surgery : two sides to the art of "healing" », *Surgical Endoscopy*, 2013, 27(3), p. 719-723.

24. Ullmann, Y., et autres. « The sounds of music in the operating room », *Injury*, 2008, 39(5), p. 592-597.

25. Altenmüller, E., et autres. « Hits to the left, flops to the right : different emotions during listening to music are reflected in cortical lateralisation patterns », *Neuropsychologia*, 2002, 40(13), p. 2242-2256.

26. Labbé, E., et autres. « Coping with Stress : The Effectiveness of Different Types of Music », *Applied Psychophysiology and Biofeedback*, 2007, 32(3-4), p. 163-168.

27. Fischer, P. et T. Greitemeyer. « Music and Aggression : The Impact of Sexual-Aggressive Song Lyrics on Aggression-Related Thoughts, Emotions, and Behavior Toward the Same and the Opposite Sex », *Personality and Social Psychology Bulletin*, 2006, 32(9), p. 1165-1176.

28. Miranda, D. et M. Claes. « Musical preferences and depression in adolescence », *International Journal of Adolescence and Youth*, 2007, 13(4), p. 285-309.

29. Miranda, D. et M. Claes. « Music listening, coping, peer affiliation and depression in adolescence », *Psychology of Music*, 2009, 37(2), p. 215-233.

30. Miranda, D. et M. Claes. « Personality Traits, Music Preferences and Depression in Adolescence », *International Journal of Adolescence and Youth*, 2008, 14(3), p. 277-298.

31. Miranda, D. « The role of music in adolescent development : much more than the same old song », *International Journal of Adolescence and Youth*, 2012, 18(1), p. 5-22.

32. Mulder, J., et autres. « Music Taste Groups and Problem Behavior », *Journal of Youth and Adolescence*, 2007, 36(3), p. 313-324.

33. Santé, O.M.d.l. Notes d'information sur les champs électromagnétiques et la santé, 2013 : http://www.who.int/peh-emf/publications/factsheets/fr/.

34. CIRC et OMS, «Le CIRC classe les champs électromagnétiques de radiofréquences comme peut-être cancérigènes pour l'homme», Lyon, 2011: http://www.iarc.fr/fr/media-centre/pr/2011/pdfs/pr208_F.pdf.

35. Santé, O.M.d.l. Champs électromagnétiques et santé publique: hypersensibilité électromagnétique, 2005: http://www.who.int/peh-emf/publications/facts/fs296/fr/.

36. Seitz, H., et autres. «Electromagnetic hypersensitivity (EHS) and subjective health complaints associated with electromagnetic fields of mobile phone communication – a literature review published between 2000 and 2004», *Science of The Total Environment*, 2005, 349(1-3), p. 45-55.

37. Volkow, N., et autres. «Effects of cell phone radiofrequency signal exposure on brain glucose metabolism», *JAMA*, 2011, 305(8).

38. Mortazavi, S.M.J., et autres. «Mercury release from dental amalgam restorations after magnetic resonance imaging and following mobile phone use», *Pakistan Journal of Biological Sciences*, 2008, 11(8), p. 1142-1146.

39. Mortazavi, S.M.J., et autres. «High-field MRI and Mercury release from dental amalgam fillings», *International Journal of Occupational and Environmental Medicine*, 2014, 5(2), p. 101-105.

40. McClelland, D.C. et C. Kirshnit. «The effect of motivational arousal through films on salivary immunoglobulin A», *Psychology & Health*, 1988, 2(1), p. 31-52.

41. McClelland, D.C. et A.D. Cheriff. «The immunoenhancing effects of humor on secretory IgA and resistance to respiratory infections», *Psychology & Health*, 1997, 12(3), p. 329-344.

42. Gorn, G.J., et autres. «Effects of Color as an Executional Cue in Advertising: They're in the Shade», *Management Science*, 1997, 43(10), p. 1387-1400.

43. Kwallek, N. et C.M. Lewis. «Effects of environmental colour on males and females: A red or white or green office», *Applied Ergonomics*, 1990, 21(4), p. 275-278.

44. Kwallek, N., C.M. Lewis, et A.S. Robbins. «Effects of office interior color on workers' mood and productivity», *Perceptual and Motor Skills*, 1988, 66(1), p. 123-128.

45. Küller, R., B. Mikellides, et J. Janssens. «Color, arousal, and performance — A comparison of three experiments», *Color Research & Application*, 2009, 34(2), p. 141-152.

46. Schauss, A. «The Physiological Effect of Color on the Suppression of Human Aggression: Research on Baker-Miller Pink», *International Journal of Biosocial Research*, 1985, 7(2), p. 55-64.

47. Profusek, P.J. et D.W. Rainey. «Effects of baker-miller pink and red on state anxiety, grip strength, and motor precision», *Perceptual and Motor Skills*, 1987, 65(3), p. 941-942.

48. Withrow, R.L. «The Use of Color in Art Therapy», *The Journal of Humanistic Counseling, Education and Development*, 2004, 43(1), p. 33-40.

49. Radeljak, S., et autres. «Chromotherapy in the regulation of neurohormonal balance in human brain-complementary application in modern psychiatric treatment», *Collegium antropologicum*, 2008, 32(Suppl 2), p. 185-188.

50. Mattison, D.R., et autres. «Pharmaco- and toxicokinetics of selected exogenous and endogenous estrogens: A review of the data and identification of knowledge gaps», *Critical Reviews in Toxicology*, 2014, 44(8), p. 696-724.

51. Marino, M., et autres. «Susceptibility of estrogen receptor rapid responses to xenoestrogens, Physiological outcomes, Steroids», 2012, 77(10), p. 910-917.

52. Frye, C., et autres. «Endocrine Disrupters: A Review of Some Sources, Effects, and Mechanisms of Actions on Behaviour and Neuroendocrine Systems», *Journal of Neuroendocrinology*, 2012, 24(1), p. 144-159.

53. Taxvig, C., et autres. «Differential effects of environmental chemicals and food contaminants on adipogenesis, biomarker release and PPARY activation», *Molecular and Cellular Endocrinology*, 2012, 361(1-2), p. 106-115.

54. Desvergne, B., J.N. Feige, et C. Casals-Casas. «PPAR-mediated activity of phthalates: A link to the obesity epidemic?», *Molecular and Cellular Endocrinology*, 2009, 304(1-2), p. 43-48.

55. vom Saal, F.S., et autres. «The estrogenic endocrine disrupting chemical bisphenol A (BPA) and obesity», *Molecular and Cellular Endocrinology*, 2012, 354(1-2), p. 74-84.

56. Jeng, H.A. *Exposure to Endocrine Disrupting Chemicals and Male Reproductive Health, Frontiers in Public Health*, 2014, 2.

57. Dumitrescu, R. *Epigenetic Markers of Early Tumor Development, in Cancer Epigenetics*, R.G. Dumitrescu et M. Verma, directeurs 2012, Humana Press, p. 3-14.

58. Sprague, B., et autres. «Circulating serum xenoestrogens and mammographic breast density», *Breast Cancer Research*, 2013, 15(3), p. R45.

59. Kucińska, M. et M. Murias. «Cosmetics as source of xenoestrogens exposure», *Przeglad lekarski*, 2013, 70(8), p. 647-51.

60. Crinnion, W. «Toxic effects of the easily avoidable phthalates and parabens», *Alternative medicine review: a journal of clinical therapeutic*, 2010, 15(3), p. 190-196.

61. Witorsch, R.J. et J.A. Thomas. «Personal care products and endocrine disruption: A critical review of the literature», *Critical Reviews in Toxicology*, 2010, 40(S3), p. 1-30.

62. Burls, A. «People and green spaces: promoting public health and mental well-being through ecotherapy», *Journal of Public Mental Health*, 2007, 6(3), p. 24-39.

63. Essex, M.c.t.U.o. Ecotherapy – the green agenda for mental health, 2007: http://www.mind.org.uk/media/273470/ecotherapy.pdf.

64. Maherou, J. Conférence de Jennifer Maherou — La nature source de bien-être. Association Santé Environnement France 2013: http://www.fcpn.org/campagne/nature-en-famille-infos/journees/table-ronde2-asef.

65. Xue, B., et autres. «The agouti gene product inhibits lipolysis in human adipocytes via a Ca2+-dependent mechanism», *The FASEB Journal*, 1998, 12(13), p. 1391-1396.

66. Cooney, C.A., A.A. Dave, et G.L. Wolff. «Maternal Methyl Supplements in Mice Affect Epigenetic Variation and DNA Methylation of Offspring», *The Journal of Nutrition*, 2002, 132(8), p. 2393S-2400S.

67. Bottiglieri, T., et autres. «Homocysteine, folate, methylation, and monoamine metabolism in depression», *Journal of Neurology, Neurosurgery & Psychiatry*, 2000, 69(2), p. 228-232.

68. Miller, A.L. «The methylation, neurotransmitter, and antioxidant connections between folate and depression», *Alternative Medicine Review: a Journal of Clinical Therapeutic,* 2008, 13(3), p. 216-226.

69. Fuchikami, M., et autres. «DNA Methylation Profiles of the Brain-Derived Neurotrophic Factor (BDNF) Gene as a Potent Diagnostic Biomarker in Major Depression», *PLoS One*, 2011, 6(8).

70. Hunter, K., et autres. «Monoamine oxidase inhibitors and L-dopa», *British Medical Journal*, 1970, 3(5719), p. 388.

71. Alpert, J.E. et M. Fava. «Nutrition and depression: the role of folate», *Nutrition Reviews*, 1997, 55(5), p. 145-149.

72. Godfrey, P.S.A., et autres. «Enhancement of recovery from psychiatric illness by methylfolate», *The Lancet*, 1990, 336(8712), p. 392-395.

73. Ganguly, S., S. Coon, et D. Klein. «Control of melatonin synthesis in the mammalian pineal gland: the critical role of serotonin acetylation», *Cell and Tissue Research*, 2002, 309(1), p. 127-137.

Chapitre 6

1. Jhon, M. S. *The Water Puzzle and the Hexagonal Key*, Uplifting Press, 2004.

2. Dossey, L. «The return of prayer», *Alternative therapies in health and medicine*, 1997, 3(6), p. 10-7, 113-120.

3. Dossey, L. «Healing words», *Psychological Perspectives*, 1993, 28(1), p. 20-31.

4. Byrd, R.C. «Positive therapeutic effects of intercessory prayer in a coronary care unit population», *Southern medical journal*, 1988, 81(7), p. 826-829.

5. Oman, D. et C.E. Thoresen «'Does religion cause health?': differing interpretations and diverse meanings», *Journal of Health Psychology*, 2002, 7(4), p. 365-380.

6. Bogg, T. et B.W. Roberts. «Conscientiousness and health-related behaviors: a meta-analysis of the leading behavioral contributors to mortality», *Psychological bulletin*, 2004, 130(6), p. 887.

7. Westgate, C.E. «Spiritual Wellness and Depression», *Journal of Counseling & Development*, 1996, 75(1), p. 26-35.

8. Morris, E.L. «The relationship of spirituality to coronary heart disease», *Alternative therapies in health and medicine*, 2000, 7(5), p. 96-98.

9. Chen, K.W., et autres. «Meditative therapies for reducing anxiety: a systematic review and meta-analysis of randomized controlled trials», *Depression and Anxiety*, 2012, 29(7), p. 545-562.

10. Creswell, J.D., et autres. «Brief mindfulness meditation training alters psychological and neuroendocrine responses to social evaluative stress», *Psychoneuroendocrinology*, 2014, 44(0), p. 1-12.

11. Fox, K.C.R., et autres. «Is meditation associated with altered brain structure? A systematic review and meta-analysis of morphometric neuroimaging in meditation practitioners», *Neuroscience & Biobehavioral Reviews*, 2014, 43(0), p. 48-73.

12. Galante, J., et autres. «Effect of Kindness-Based Meditation on Health and Well-Being: A Systematic Review and Meta-Analysis», *Journal of Consulting and Clinical Psychology*, 2014.

13. Goyal, M., et autres. «Meditation programs for psychological stress and well-being: A systematic review and meta-analysis», *JAMA Internal Medicine*, 2014, 174(3), p. 357-368.

14. Kasala, E.R., et autres. «Effect of meditation on neurophysiological changes in stress mediated depression», *Complementary Therapies in Clinical Practice*, 2014, 20(1), p. 74-80.

15. Kim, Y.H., et autres. «Effects of meditation on anxiety, depression, fatigue, and quality of life of women undergoing radiation therapy for breast cancer», *Complementary Therapies in Medicine*, 2013, 21(4), p. 379-387.

16. Langhorst, J., et autres. «Efficacy and safety of meditative movement therapies in fibromyalgia syndrome: a systematic review and meta-analysis of randomized controlled trials», *Rheumatology International*, 2013, 33(1), p. 193-207.

17. Ledesma, D. et H. Kumano. «Mindfulness-based stress reduction and cancer: a meta-analysis», *Psycho-Oncology*, 2009, 18(6), p. 571-579.

18. Morgan, N., et autres. «The Effects of Mind-Body Therapies on the Immune System: Meta-Analysis», *PLoS ONE*, 2014, 9(7), p. e100903.

19. Orme-Johnson, D.W. et V.A. Barnes. «Effects of the Transcendental Meditation Technique on Trait Anxiety : A Meta-Analysis of Randomized Controlled Trials», *The Journal of Alternative and Complementary Medicine,* 2014, 20(5), p. 330-341.

20. Prakhinkit, S., et autres. «Effects of Buddhism Walking Meditation on Depression, Functional Fitness, and Endothelium-Dependent Vasodilation in Depressed Elderly», *The Journal of Alternative and Complementary Medicine,* 2014, 20(5), p. 411-416.

21. Rainforth MV, et autres. «Stress Reduction Programs in Patients with Elevated Blood Pressure : A Systematic Review and Meta-analysis», *Current hypertension reports,* 2007, 9(6), p. 520-528.

22. Schutte, N.S. et J.M. Malouff. «A meta-analytic review of the effects of mindfulness meditation on telomerase activity», *Psychoneuroendocrinology,* 2014, 42(0), p. 45-48.

23. Sperduti, M., P. Martinelli, et P. Piolino. «A neurocognitive model of meditation based on activation likelihood estimation (ALE) meta-analysis», *Consciousness and Cognition,* 2012, 21(1), p. 269-276.

Chapitre 7

1. Meissner, K., N. Kohls, et L. Colloca. «Introduction to placebo effects in medicine : mechanisms and clinical implications», *Philosophical Transactions of the Royal Society B : Biological Sciences,* 2011, 366(1572), p. 1783-1789.

2. Pollo, A., E. Carlino, et F. Benedetti. «Placebo mechanisms across different conditions : from the clinical setting to physical performance», *Philosophical Transactions of the Royal Society B : Biological Sciences,* 2011, 366(1572), p. 1790-1798.

3. Montgomery, G. et I. Kirsch. «Mechanisms of Placebo Pain Reduction : An Empirical Investigation», *Psychological Science,* 1996, 7(3), p. 174-176.

4. Benedetti, F. «Placebo and the New Physiology of the Doctor-Patient Relationship», *Physiological reviews,* 2013, 93(3), p. 1207-1246.

5. Flaten, M.A., et autres. «The relation of emotions to placebo responses», *Philosophical Transactions of the Royal Society B : Biological Sciences,* 2011, 366(1572), p. 1818-1827.

6. Kirsch, I. et G. Sapirstein. «Listening to Prozac but hearing placebo : A meta-analysis of antidepressant medication», *Prevention & Treatment,* 1998, 1(2).

7. Kirsch, I., et autres. «The Emperor's New Drugs : An Analysis of Anti-depressant Medication Data Submitted to the U.S. Food and Drug Administration Prevention & Treatment», *Prevention & Treatment,* 2002, 5(23).

8. Kirsch, I., et autres. « Initial Severity and Antidepressant Benefits : A Meta-Analysis of Data Submitted to the Food and Drug Administration », *PLoS Med,* 2008, 5(2), p. e45.

9. McKay, K.M., Z.E. Imel, et B.E. Wampold. « Psychiatrist effects in the psychopharmacological treatment of depression », *Journal of Affective Disorders*, 2006, 92(2-3), p. 287-290.

10. Goyal, N. et R. Gomeni. « Exposure–Response modeling of anti-depressant treatments : the confounding role of placebo effect », *Journal of Pharmacokinetics and Pharmacodynamics*, 2013, 40(3), p. 389-399.

11. Kirsch, I. et L.J. Weixel. « Double-blind versus deceptive administration of a placebo », *Behavioral Neuroscience,* 1988, 102(2), p. 319-323.

12. Moseley, J.B., et autres. « A Controlled Trial of Arthroscopic Surgery for Osteoarthritis of the Knee », *New England Journal of Medicine*, 2002, 347(2), p. 81-88.

13. Flaten, M.A., T. Simonsen, et H. Olsen. « Drug-Related Information Generates Placebo and Nocebo Responses That Modify the Drug Response », *Psychosomatic Medicine,* 1999, 61, p. 250-255.

14. Liccardi, G., et autres. « Evaluation of the nocebo effect during oral challenge in patients with adverse drug reactions », *Journal of Investigational Allergology & Clinical Immunology*, 2004, 14(2), p. 104-107.

15. Garg, A.K. « Nocebo side-effects in cancer treatment », *The Lancet Oncology*, 2011, 12(13), p. 1181-1182.

16. Spiegel, H. « Nocebo : The Power of Suggestibility », *Preventive Medicine,* 1997, 26(5), p. 616-621.

17. Schwender, D., et autres. « Conscious awareness during general anaesthesia : patients' perceptions, emotions, cognition and reactions », *British Journal of Anaesthesia*, 1998, 80(2), p. 133-139.

18. Cheek, D.B. « Unconscious Perception of Meaningful Sounds during Surgical Anesthesia as Revealed under Hypnosis », *American Journal of Clinical Hypnosis,* 1959, 1(3), p. 101-113.

19. Stevens, K. « Patients' perceptions of music during surgery », *Journal of Advanced Nursing,* 1990, 15(9), p. 1045-1051.

20. Ullmann, Y., et autres. « The sounds of music in the operating room », *Injury,* 2008, 39(5), p. 592-597.

21. Moris, D.N. et D. Linos. « Music meets surgery : two sides to the art of "healing" », *Surgical Endoscopy,* 2013, 27(3), p. 719-23.

22. McTaggart, L. *The Field : The Quest for the Secret Force of the Universe,* Element Book, 2003, 384 pages.

Chapitre 8

1. Juster, R.-P., B.S. McEwen, et S.J. Lupien. «Allostatic load biomarkers of chronic stress and impact on health and cognition», *Neuroscience & Biobehavioral Reviews*, 2010, 35(1), p. 2-16.
2. Weissman, C. «The Metabolic Response to Stress: An Overview and Update», *Anesthesiology*, 1990, 73(2), p. 308-327.
3. Savers, S. *Clinical Natural Medicine Handbook Stress and Adrenal Fatigue.*
4. Lupien, S., et autres. «Hippocampal volume is as variable in young as in older adults: implications for the notion of hippocampal atrophy in humans», *Neuroimage*, 2007, 34(2), p. 479-485.
5. Stress, T.A.I.o. America's #1 Health Problem: http://www.stress.org/americas-1-health-problem/.
6. Rosch, P.J. «Job Stress: America's Leading Adult Health Problem», *USA Magazine*, 1991.
7. Dong, M., et autres. «Insights into causal pathways for ischemic heart disease adverse childhood experiences study», *Circulation*, 2004, 110(13), p. 1761-1766.
8. Kendall-Tackett, K. «The health effects of childhood abuse: Four pathways by which abuse can influence health», *Child abuse & neglect*, 2002, 26(6), p. 715-729.
9. Felitti, M., et autres. «Relationship of childhood abuse and household dysfunction to many of the leading causes of death in adults: The Adverse Childhood Experiences (ACE) Study», *American Journal of Preventive Medicine*, 1998, 14(4), p. 245-258.
10. Winfield, J.B. «What's New in ACP Medicine. Fibromyalgia», *Medscape*, 2004: http://www.medscape.com/viewarticle/482326.
11. Sapolsky, R.M. *Why Zebras Don't Get Ulcers: The Acclaimed Guide to Stress, Stress-Related Diseases, and Coping - Now Revised and Updated*, Holt Paperbacks, 2004, 560 pages.
12. Kirsch, I. and G. Sapirstein. «Listening to Prozac but hearing placebo: A meta-analysis of antidepressant medication», *Prevention & Treatment*, 1998, 1(2).
13. Amen, D.G. *The Science Behind Brain SPECT Imaging and the Amen Clinics*: http://www.southorangecountypsychiatrist.com/downloads/The%20Science%20Behind%20Brain%20SPECT%20Imaging%20and%20the%20Amen%20Clinics.doc
14. Ben-Shahar, T. *Even Happier: A Gratitude Journal for Daily Joy and Lasting Fulfillment*, McGraw-Hill, 2010.
15. Wood, A.M., J.J. Froh, et A.W.A. Geraghty. «Gratitude and well-being: A review and theoretical integration», *Clinical Psychology Review*, 2010, 30(7), p. 890-905.

16. Wood, A.M., et autres. « The role of gratitude in the development of social support, stress, and depression : Two longitudinal studies », *Journal of Research in Personality*, 2008, 42(4), p. 854-871.

17. Froh, J.J., W.J. Sefick, et R.A. Emmons. « Counting blessings in early adolescents : An experimental study of gratitude and subjective well-being », *Journal of School Psychology*, 2008, 46(2), p. 213-233.

Chapitre 9

1. Creswell, J.D., et autres. « Brief mindfulness meditation training alters psychological and neuroendocrine responses to social evaluative stress », *Psychoneuroendocrinology*, 2014, 44(0), p. 1-12.

2. Fox, K.C.R., et autres. « Is meditation associated with altered brain structure ? A systematic review and meta-analysis of morphometric neuroimaging in meditation practitioners », *Neuroscience & Biobehavioral Reviews*, 2014, 43(0), p. 48-73.

3. Galante, J., et autres. « Effect of Kindness-Based Meditation on Health and Well-Being : A Systematic Review and Meta-Analysis », *Journal of Consulting and Clinical Psychology*, 2014.

4. Goyal, M., et autres. « Meditation programs for psychological stress and well-being : A systematic review and meta-analysis », *JAMA Internal Medicine*, 2014, 174(3), p. 357-368.

5. Khoury, B., et autres. « Mindfulness-based therapy : A comprehensive meta-analysis », *Clinical Psychology Review*, 2013, 33(6), p. 763-771.

6. Ledesma, D. et H. Kumano. « Mindfulness-based stress reduction and cancer : a meta-analysis », *Psycho-Oncology*, 2009, 18(6), p. 571-579.

7. Schutte, N.S. et J.M. Malouff. « A meta-analytic review of the effects of mindfulness meditation on telomerase activity », *Psychoneuroendocrinology*, 2014, 42(0), p. 45-48.

8. Hassed, C., et autres. « Enhancing the health of medical students : outcomes of an integrated mindfulness and lifestyle program », *Advances in health sciences education*, 2009, 14(3), p. 387-398.

9. Sibinga, E.M. et A.W. Wu. « Clinician mindfulness and patient safety », *JAMA*, 2010, 304(22), p. 2532-2533.

10. Hammond, D.C. « What is neurofeedback ? », *Journal of Neurotherapy*, 2007, 10(4), p. 25-36.

11. Thompson, M. et L. Thompson. « Neurofeedback for stress management », *Principles and practice of stress management*, 2007, p. 249-287.

12. Hammond, D.C. « Neurofeedback with anxiety and affective disorders », *Child and adolescent psychiatric clinics of North America*, 2005, 14(1), p. 105-123.

13. Hammond, D.C. « Neurofeedback treatment of depression and anxiety », *Journal of Adult Development*, 2005, 12(2-3), p. 131-137.

14. Thompson, L. et M. Thompson. «Neurofeedback intervention for adults with ADHD», *Journal of Adult Development,* 2005, 12(2), p. 123-130.
15. Stokes, D.A. et M.S. Lappin. «Neurofeedback and biofeedback with 37 migraineurs: A clinical outcome study», *Behavior and Brain Functions,* 2010, 6(9).
16. Norris, S.L., et autres. «The effects of performance enhancement training on hypertension, human attention, stress, and brain wave patterns: A case study», *Journal of Neurotherapy,* 2000, 4(3), p. 29-44.
17. Dupee, M. et P. Werthner. «Managing the stress response: The use of biofeedback and neurofeedback with olympic athletes», *Biofeedback,* 2011, 39(3), p. 92-94.
18. Gunkelman, J.D. et J. Johnstone. «Neurofeedback and the Brain», *Journal of Adult Development,* 2005, 12(2-3), p. 93-98.
19. Kravitz, H.M., et autres. «Treatment of fibromyalgia syndrome using low-intensity neurofeedback with the flexyx neurotherapy system: A randomized controlled clinical trial», *Journal of Neurotherapy,* 2006, 10(2-3), p. 41-58.
20. Kayıran, S., et autres, «Neurofeedback intervention in fibromyalgia syndrome, a randomized, controlled, rater blind clinical trial», *Applied psychophysiology and biofeedback,* 2010, 35(4), p. 293-302.
21. Crowther, J.H. «Stress management training and relaxation imagery in the treatment of essential hypertension», *Journal of behavioral medicine,* 1983, 6(2), p. 169-187.
22. Hains, A.A. «Comparison of Cognitive-Behavioral Stress Management Techniques With Adolescent Boys», *Journal of Counseling & Development,* 1992, 70(5), p. 600-605.
23. Surwit, R.S., et autres. «Stress management improves long-term glycemic control in type 2 diabetes», *Diabetes care,* 2002, 25(1), p. 30-34.
24. Eller, L.S. «Guided imagery interventions for symptom management», *Annual review of nursing research,* 1999, 17(1), p. 57-84.
25. Moseley, J.B., et autres. «A Controlled Trial of Arthroscopic Surgery for Osteoarthritis of the Knee», *New England Journal of Medicine,* 2002, 347(2), p. 81-88.
26. Meissner, K., N. Kohls, et L. Colloca. «Introduction to placebo effects in medicine: mechanisms and clinical implications», *Philosophical Transactions of the Royal Society B: Biological Sciences,* 2011, 366(1572), p. 1783-1789.
27. Montgomery, G. et I. Kirsch. «Mechanisms of Placebo Pain Reduction: An Empirical Investigation», *Psychological Science,* 1996, 7(3), p. 174-176.
28. Pollo, A., E. Carlino, et F. Benedetti. «Placebo mechanisms across different conditions: from the clinical setting to physical performance»,

Philosophical Transactions of the Royal Society B: Biological Sciences, 2011, 366(1572), p. 1790-1798.

29. Ranganathan, V.K., et autres. «From mental power to muscle power — gaining strength by using the mind», *Neuropsychologia,* 2004, 42(7), p. 944-956.

30. Stanton, H. et D. Hammond. *Visualization for treating insomnia. Handbook of hypnotic suggestions and metaphors,* WW Norton & Company, 1990, p. 254-255.

31. Stanton, H.E. «Hypnotic relaxation and insomnia: A simple solution», *Sleep and Hypnosis,* 1999, 1(1), p. 64-67.

Chapitre 10

1. Alexander, E. *Proof of Heaven: A Neurosurgeon's Journey Into the Afterlife,* Simon and Schuster, 2013.

2. Alexander, E. «Heaven Is Real: A Doctor's Experience with the Afterlife», *Newsweek,* 2012: http://www.newsweek.com/proof-heaven-doctors-experience-afterlife-65327

3. Moody, R.A. *Life after life,* Random House, 2001.

4. Moody, R.A. and P. Perry. *The light beyond,* Random House, 2005.

5. Moody, R.A. *Coming Back-A Psychiatrist Explores Past-Life Journeys,* Bantam, 1992.

6. Baudouin, B. *Pour ne plus avoir peur de la mort. Mieux comprendre la fin de vie,* Ramsay, 2001.

REMERCIEMENTS

Ce livre n'aurait pu voir le jour sans la bénédiction de mon instructeur spirituel, D.D.D., et de son épouse, Klaire, qui m'ont encouragé à écrire. Toutes ces années passées avec un mentor m'ont permis de progresser dans mes recherches sur les plans psychologique et spirituel, façonnant les bases mêmes de ma réalité matérielle.

Cette vision renouvelée de la santé est le fruit de réflexions échangées avec mes deux fils et mon épouse. De multiples symposiums et colloques suivis à l'extérieur du pays nous ont convaincus qu'il était temps d'unifier les différentes facettes thérapeutiques dans une approche globale de la santé.

Je voudrais remercier mes deux fils, Jean-Philippe et Simon, de leur appui dans cette démarche et de leurs encouragements. Merci à ma charmante épouse, qui m'a chèrement soutenu et accompagné patiemment tout au long de ce projet.

Merci à Natasha pour son sourire et son soutien technique acharné dans la rédaction des notes bibliographiques et de référence.

Merci encore et encore à tous mes patients amis, sans qui ce livre n'aurait pu revêtir cette qualité authentique du vécu humain.

Merci à Pascale des Éditions de l'Homme, qui a su démontrer un vif intérêt pour ce projet. Merci encore pour ses précieux conseils dans l'élaboration de ce livre et son coup d'envoi pour parachever cet essai débuté il y a quelques années.

Merci à mon confrère Langis pour ses commentaires judicieux quant au contenu du livre.

Merci à Ghislaine et à Yvon pour leur participation à la transcription de certains chapitres et leur soutien sans réserve.

Merci à Gaétan, pour sa ténacité et sa présence stimulante qui a fait germer l'idée de cette vision renouvelée de la santé.

Merci à Guy Corneau d'avoir généreusement accepté de rédiger la préface de ce livre. Je le remercie de sa grande disponibilité et de tout l'enthousiasme qu'il a manifesté envers ce projet.

TABLE DES MATIÈRES

Suivez-nous sur le Web

Consultez nos sites Internet et inscrivez-vous à l'infolettre pour rester informé
en tout temps de nos publications et de nos concours en ligne. Et croisez aussi
vos auteurs préférés et notre équipe sur nos blogues!

EDITIONS-HOMME.COM
EDITIONS-JOUR.COM
EDITIONS-PETITHOMME.COM
EDITIONS-LAGRIFFE.COM

Achevé d'imprimer au Canada